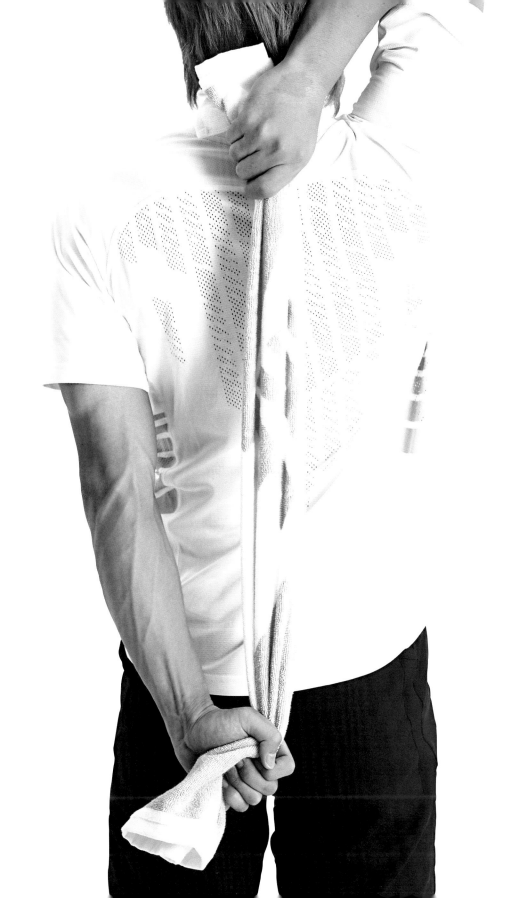

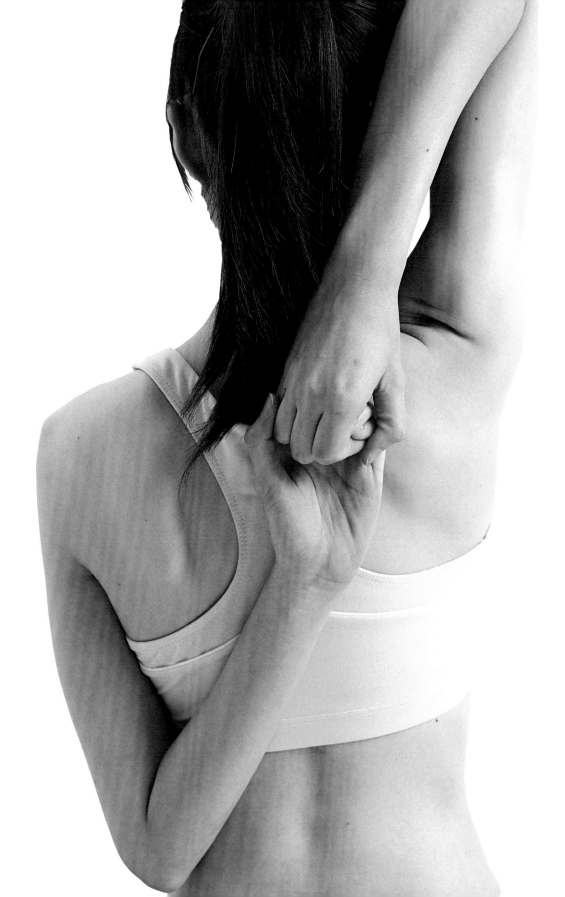

脊椎健康就能全身健康

體適能總指導 Rex Chen 教練
脊骨矯治權威汪作良博士審定

推薦序一

　　人類是唯一站立行動的動物，所以人的脊椎所承受的重量也特別的重，如果站立、坐臥、行走時，脊椎無法維持其正常曲線，環繞在脊椎四周的肌肉會失去平衡，日久將出現腰痠背痛、器官功能退化的情形。

　　人體的脊椎是由骨盆以上24節能活動的椎骨所構成，相鄰的兩個椎骨交接處都有一對脊神經延伸到身體各個器官與肌肉。脊椎可讓人類彎腰、轉身，做許多動作，當脊椎骨的位置不正確，或脫離正常位置時，就會干擾脊神經的訊息傳送；如果受壓迫的神經影響到內臟，日久將導致內臟功能失調及病痛；如果影響到肌肉及相關的組織，就可能導致痠痛麻痹，例如頸神經受壓迫會使肩膀麻痹痠痛，腰神經受壓迫可能造成腿或腳麻痹。

　　很多人都有腰痠背痛的毛病，其實脊椎的疾病與許多健康的問題都是因為長期缺乏運動和姿勢不良，造成肌肉張力不平衡所致。有的肌肉張力太強，造成肌肉僵硬與短縮；有的肌肉力量不足，喪失了穩定脊椎的功能。而其中用來穩定腰椎與骨盆的核心肌群，更是預防腰痠背痛、避免脊椎退化、生病的關鍵。核心肌群的強化運動在歐美運動醫學界與復健醫學界已蔚為風氣。如雨後春筍般的科學研究報告均已證實：正常人的核心肌群一旦被強化，腰痠背痛的發

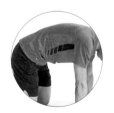 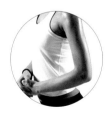 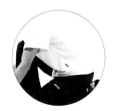 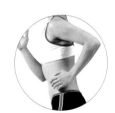

preface

生率就會大幅降低；而脊椎疾病的復發率，也因為在復健期加入了核心肌群的強化運動後顯著減少。

多年來一直在積極尋找的一本適合一般人與病友閱讀的脊椎運動指導書，終於問世了！本書從正確的姿勢訓練入手，除了有氧運動之外，更提出核心肌群的運動訓練，強調肌力強化、提升穩定度、增進協調度等三個重點，配合有效的伸展、放鬆與呼吸的技巧，使脊椎維持其正常的曲線，並讓環繞在脊椎四周的肌肉也因此獲得完整的平衡。脊椎的照護在生病前應做好「預防」的工作；生病時要聽從專業醫師的醫囑，做好「治療」的工作；病後更應好好保養與復健，做好「保健」的工作。無論是在病前預防、病中治療、或病後保健，本書都提供了非常寶貴的知識。讀者可以參酌醫師的建議，選擇合適的動作做為居家練習。健康永遠是掌握在自己手中的。相信只要有恆心、有毅力，每個人都可以靠運動揮別病痛！

這是一本值得推薦的好書，尤其對於脊椎的保健頗有助益，特為文作序，希冀能讓更多的讀者受惠。

台灣脊骨矯治醫學會理事長

汪作良 醫師

推薦序二

　　運動的好處很多，可以預防心血管疾病、維持良好體態、提升精神與力量、增加骨骼密度、延遲身體機能老化、減肥……。但因為台灣減肥瘦身的風氣過盛，且台灣人的體適能基礎概念沒有歐美、南非地區穩固，加上台灣減肥瘦身的風氣過盛，所以大多數的人對於「運動」的觀念多少都會有些偏差，認為「運動只是減肥瘦身的輔助工具」，卻忘了運動最初且最大的好處是幫助身體健康，維持身體機能的重要目的。

　　也因為如此，目前市面上常見的運動相關書籍，絕大多數都是以減肥塑身為目的的運動計畫，屬於觀賞價值高於實用性的瘦身書籍。

　　而這本《脊椎健康就能全身健康》，則與這些運動瘦身書籍不同，是從端正體態、預防疾病、保持身體健康、提高身體機能的目的為出發點，設計出一套全面性的體適能運動計畫，包含心肺功能、肌力、肌耐力、柔軟度的訓練動作，這個運動計畫也會降低你的體脂肪，進而改變你的身體組成，因此同樣具有雕塑身材的附加價值。

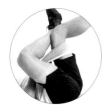 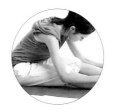 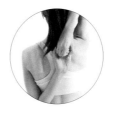 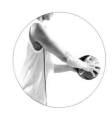

preface

　　只要照著這本由專業教練設計、示範的運動計畫做，你不僅能端正體態、擁有健康，也能使身材曲線凹凸有致。

　　除了體適能的觀念偏差外，現代人對端正體態的觀念也日漸薄弱。因為社會風氣的改變，新一代的年輕家長較老一輩的家長缺乏生活教育的概念，對於下一代在生活起居中的姿勢體態較不重視，造成現在的小朋友容易養成懶散、不端正的習慣動作。當然，這也可能是因為這些家長本身缺乏端正體態的知識，不了解姿勢與健康的關係密切，因此忽略了體態教育的重要性。

　　但無論你是否有小孩，都可以藉由這本書培養自己端正體態的正確概念，幫助自己養成良好的姿勢習慣，而日後在教育你的下一代時，就知道該糾正什麼，讚美什麼了！

　　無論你的性別、職業、年齡是什麼，養成正確的體適能觀念及端正的體態，對你的身體健康而言都是有幫助的，因此推薦本書，希望大家都能從中得到端正的體態及維持健康的正確知識，進而得到健康、有活力的強健體魄。

體適能總指導

陳允中 REX CHEN　教練

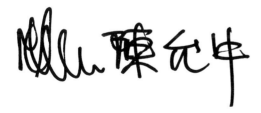

目次

8 　推薦序一

10 　推薦序二

Chapter 1　為什麼老是腰痠背痛？

16 　為什麼渾身痠痛？

18 　我的姿勢惹的禍？

20 　腰痠背痛！

24 　認識身體構造

28 　為什麼我總是站得歪歪的？

Chapter 2　我的健康看得出來？

32 　生活小細節，健康大影響

34 　4招DIY自我檢測法

38 　愛漂亮的挺胸翹臀J型

40 　沒精神彎腰駝背C型

42 　莫名痠痛鬆關節大S型

44 　歪一邊脊椎側彎Z型

table of contents

Chapter 3　端正體態健康脊椎Step by Step

48　端正體態，從日常生活中做起！

50　怎麼坐，坐更久？

52　怎麼站，站更挺？

54　怎麼走，走更遠？

56　日常生活易犯錯誤提醒

Chapter 4　強化脊椎美化曲線

70　完美體態的訓練

74　預防運動傷害的暖身運動

80　給初學者的運動計畫

90　給進階者的運動計畫

102　伸展運動

110　修復練習

113　**顧問群**

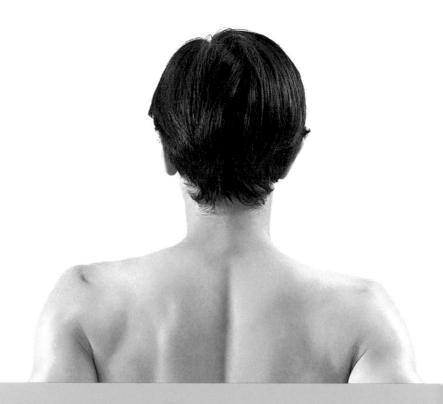

Chapter 1

為什麼老是腰痠背痛？

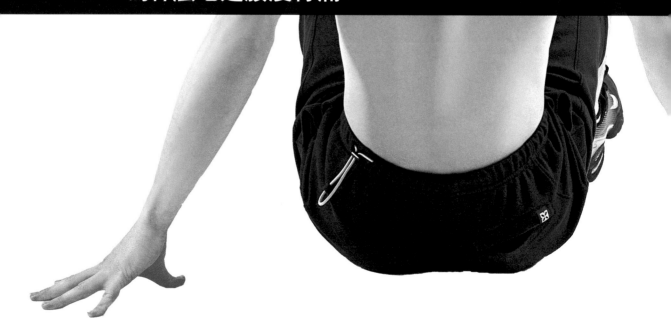

生活在科技發達、生活便利的21世紀，對現代人的脊椎健康來說並不是件好事，電梯、機車、汽車等的電動科技，讓你越來越少走路；柔軟的沙發、舒服的居家環境，讓你的坐相越來越懶散、不夠端正。這些，都是讓你的脊椎提早老化、生病的慢性毒藥！

脊椎是身體的中心支柱，是連接四肢骨骼、支撐人體的重要部位，學會如何保持脊椎健康，你就能遠離腰痠背痛、身體病痛的困擾。

為什麼渾身痠痛？

all high tech's fault

◎ 都是科技惹的禍！

你可能有種體驗，年輕時經常通宵熬夜工作、打電腦也不覺得累，但是隨著年紀越來越大，工作時間稍微久了點，身體就不聽使喚這裡痠、那裡痛了起來。根據統計資料發現，成年人超過三十歲以後，百分之八十以上的人曾經有過腰痠背痛的經驗，而絕大部分的人都是因為工作太久，卻又太少運動，使得腦部缺氧感覺沒精神、肌肉鬆垮沒肌力，工作一下就覺得疲倦、沒體力，然後身體就歪斜不端正，腰痠背痛也就隨之而來。

但是導致腰痠背痛的原因並不如此單純，還有許多是隱藏在現代人的生活中，間接造成的影響，而這些因為科技發達、生活舒適的社會環境影響因素，也讓我們的端正體態漸漸的被忽視，並且慢慢的消失。

如果你覺得姿勢好壞並無傷大雅，也不覺得體態端正與否和身體健康有多大的關聯，底下的論述將會讓你徹底的改觀！我們將用常見的身體病症及人體生理結構的關聯，證實體態與健康的密切關係。

在本章節的內容裡，你將了解健康的身體結構，及不健康的身體結構將會產生的病症。

在第二章裡，你將會清楚判別不良的體態及其形成原因。你可以用4個簡單的測試，幫助你找出自己的體態問題。

在第三章中，我們將會為你分析生活起居的坐、站、行正確姿勢，並且提出生活中應避免的錯誤動作，協助你從日常作息中養成體態端正的好習慣。

最後，第四章將提供一套由專業運動教練設計的端正體態核心肌群鍛鍊計畫，你可以在此學會專心、放鬆的技巧，鍛鍊軀幹的肌耐力，讓自己隨時隨地都能維持良好端正的體態，以及長久的健康體魄。

現代人不健康的五大原因

令人難以置信的是，現代化的科技及越來越開放民主的社會風氣，直接或間接地影響了我們的健康，無論你是否認同，但底下導致現代人越來越不健康的因素，確實發生在我們周遭的生活中。

1. 不喜歡走路

在交通工具較不發達的時代，從甲地到乙地一定得靠步行才能到達目的地。但現代人卻不同，就算搭公車、捷運到某一地點，也要坐計程車到門口，若是二樓以上的樓層則一定要搭電梯，能不走絕不走，節省時間的同時，也大大的減低了一天的總活動量。

2. 坐的時間越來越多

坐車上下班、坐在椅子上辦公、坐著用餐、下班後坐在沙發上看電視……算一算一天除了睡覺的時間躺著以外，醒著的時候70％以上的時間幾乎都是坐著。長時間坐著，又缺乏伸展活動，姿勢自然變得不端正，身體也跟著缺乏活力。

3. 生活習慣越來越差

拜現代科技所賜，現代人日益不願意勞動，自然容易養成好逸惡勞的生活習慣，做任何事都想要更輕鬆、更省力，連生活起居的姿勢動作也變得「能靠就靠，能坐不站，能躺不坐」，造就許多坐沒坐相、站沒站相的不良體態。

4. 社會審美觀越來越偏差

在流行時尚的舞台及雜誌中常看見，許多模特兒為了呈現服裝效果而擺出誇張的身體曲線，導致許多女性跟著模仿這樣的體態，長久下來甚至會誤以為這樣凹凸有致的曲線才是正確、美麗的；而青少年則因為街頭嬉哈風氣盛行，習慣性的彎腰拱背站立及動作姿勢不良，讓原本端正的體態消失無蹤。

5. 家庭教育越來越鬆

新一代家長的家庭教育通常是開明、民主的，許多生活上的小細節也較不重視，不像老一輩的家長會耳提面命地叮嚀，如斜靠在沙發上看電視、趴在床上看書、彎腰駝背站立等不良姿勢，讓現代的青少年從小就養成姿勢不良的體態。

我的姿勢惹的禍？

influence of posture

◎ 姿勢與體態的關聯性

　　人的脊椎，從頸部到臀部，是由33塊圍繞著脊髓的脊椎骨所構成。脊椎連接身體四肢的骨骼，其上包附著許多肌肉及肌腱，深層肌肉使脊椎能夠挺直，支撐起整個身體；表層肌肉則輔助身體做出各種動作。

　　人的中樞神經系統是由大腦和脊髓所構成的，大腦透過腦神經與脊髓和身體其他部位聯繫，透過控制深層及表層肌肉，來讓人體動作得以協調順暢，由此可知，脊椎與身體健康的關係是密不可分的。因此，如果你常在無意識的情況下，不當地使用脊椎，使脊椎承受不當的壓力而產生不正常的彎曲角度，就會慢慢影響外觀體態及身體健康狀況。

　　一般而言，造成脊椎不正常彎曲角度的原因，可分為先天、後天、突發、退化等四種：

1. 先天構造性不良——因為先天脊椎構造異常，脊椎骨發育不全、半椎體、不分節等；或是小兒麻痺、肌肉神經障礙導致肌肉無力支撐脊椎所引起的脊椎不正常彎曲變形。先天構造不良造成的脊椎不正常彎曲角度通常都大於10度以上，從外觀就可以明顯看出脊椎的異常變化。假如脊椎不正常彎曲的角度在20～25度以上，需考慮穿背架矯正，40～45度以上則須手術開刀矯正。

2. 後天功能性不足——因為後天姿勢不良，導致脊椎兩側肌肉發展不平衡、體態不端正，通常這種脊椎的不正常彎曲角度不超過10度，只要改正平日的不良姿勢，並且多運動強化肌力，就可以得到明顯的改善。

3. 突發性的外力——因為巨大的外力造成脊椎彎曲角度改變，如車禍、撞擊、猛然彎腰取重物等原因，都可能影響脊椎曲線的正常角度。

4. 隨年紀增長而退化——因為年齡變大，身體構造機能跟著老化的結果，引起肌肉軟組織的痙攣發炎與椎體關節的鬆動，使腰背疼痛或神經的壓迫造成上下肢的痠、麻、無力等。

　　先天構造不良及突發性外力兩種原因造成的脊椎不正常彎曲，通常彎曲角度都非常大，只有靠外科手術或復健器材來幫助治療才會有明顯的改善。因此不在論述範圍，但後天功能性不

足及隨年齡退化的脊椎不正常彎曲角度，卻可以靠矯正姿勢、端正體態、運動訓練達到事先預防的目的。

　　本著「預防勝於治療」的觀念，其後的章節皆由改善後天功能不足，及預防身體機能提早老化的目的出發，提出端正體態的正確姿勢及運動建議，幫助維持脊椎的自然彎曲角度，常保身體健康，遠離病痛的困擾。

換工作？不如換姿勢吧！

　　後天姿勢不良引起的腰痠背痛，多半是過度勞累、用力不當的原因，造成下背中央或側一邊痠痛，臀部、大腿後側到小腿，甚至到足部的麻痛等症狀。但這其實是脊椎受到不正常的壓迫後，身體發出的自然警訊，提醒你該適度的休息了。所以大部分的腰痠背痛，通常只要休息一天，痠痛的情況就會復原，但如果休息之後痠痛的狀況仍然沒有好轉，就應該找醫師看診。

　　如果你的痠痛總是不斷重複發生，先想想是不是因為你的工作需要反覆做某種相同動作，使身體某部位肌群過度使用，而導致脊椎不正常彎曲，造成腰背部位的傷害。由以下的圖表可以明顯地看出，工作職業的慣性動作與腰背傷害嚴重性兩者之間的關聯性。如果你從事的是以下列出的工作職業，一定要記得養成良好的動作姿勢及規律適度運動習慣，以減低重複性動作對身體造成的傷害。

重度 多重部位、大範圍的身體病痛	**中度** 單一部位、大範圍的身體病痛	**輕度** 單一部位、小範圍的身體痠痛
1 建築工人	1 農人	1 上班族
2 護士	2 食物或水的零售業者	2 生產線工人
3 鑄造業者	3 包裝工人	3 專業人士
4 碼頭工人	4 林務業者	4 牙醫師

腰痠背痛！

back trouble

◎我到底怎麼了？

　　常常伴隨工作壓力而來的腰痠背痛，別以為只要休息一下就好，沒什麼大不了的。這些被忽視的痠痛症狀，經過長久的累積，可能會成為嚴重的病變。

　　脊椎由頸部到臀部，共有33塊脊椎骨，試著請家人或自己觸摸自己的脊椎，幫助你認識這條貫串上下身體的骨頭。再透過底下病症的分類，檢視自己可能發生的症狀，多做些該部位的伸展操，或減少該部位的操勞，都可以有預防病症的效果。

　　通常我們常將背部分為上背部及下背部，上背部指的是頸部以下到胸椎第十二節的部位，約在肩胛骨以下一點點的位置，也就是脖子及肩膀的部位。而下背部則指的是腰椎第一節到薦椎的部位，也就是腰部以下的地方。

　　如果將背部如此區隔出來，就很清楚的發現，上背部通常都是肩頸問題，包括手臂及手肘等的問題；而下背部就是下背、腰臀部位的疼痛問題。常見的病症如下：

●上背部

頸椎——肌腱炎（落枕）、頸椎退化性關節病變（骨刺）、頸部揮鞭症候群。

胸椎——脊椎側彎、駝背，因壓力導致的肌筋膜疼痛症候群。

其他併發症——五十肩、網球肘、媽媽手、腕隧道症候群等。

●下背部

腰椎——腰部肌肉肌腱拉傷（下背痛）、椎間盤突出、退化性關節病變、坐骨神經痛。

薦椎——薦腸關節炎。

尾椎——尾椎痛。

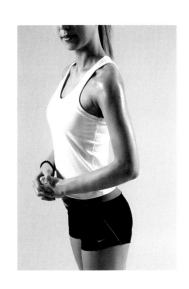

都是姿勢惹的禍！——五個常被誤解的身體困擾

　　愛睏、緊張、小腹凸、失眠等困擾，別以為只是壓力造成的影響，其實，很大的原因是姿勢不良而引起的。所以當你感覺身體不適、精神不濟時，檢視自己的工作姿勢，調整一下體態，再深呼吸幾次，或許你的困擾馬上就會迎刃而解。

1. 老是昏昏欲睡沒有精神

　　昨天晚上明明睡了八小時，怎麼今天一早又是哈欠連連，感覺昏昏欲睡？可能是工作時的座椅太低，使你整天伸長著脖子工作，導致腦部缺氧，因此老是覺得沒精神，一直想睡覺。

2. 常常覺得胸悶、心悸

　　工作中常覺得莫名奇妙地緊張起來？可能是你彎腰駝背的坐姿搞鬼。當你肩膀僵硬、胸部凹陷時，呼吸也會變得較短淺，吸入的空氣只到胸腔就回吐，缺乏深呼吸的結果，讓你產生胸悶、心悸的不舒服感。

3. 小腹總是減不掉

　　嘗試了各種偏方及運動，小腹卻總是凸凸的減不下來？可能是坐姿不良的影響。習慣性的斜躺在椅子上工作，腹部總是鬆垮的擠成一團，缺乏活動、伸展及深呼吸的結果，小腹的脂肪自然難以消除。

4. 晚上失眠睡不著

　　想睡但是睡不著，總是輾轉難眠？可能是你的思緒混亂不夠放鬆，也可能是你的睡姿有問題。側睡時過度蜷曲身體壓迫胃部，手枕在頭部下方，雙腳交叉等不良姿勢，都會影響你的睡眠品質而導致失眠。

5. 走路總是斜向一邊

　　走路的時候常常越走越靠近馬路或牆壁？可能是因為你的骨盆傾斜不平衡，使你有輕微的長短腳症狀，因此走路時總是無法直線行進，會往腳較短的體側偏行。

認識身體構造

healthy body

◎ 了解關節

　　人之所以可以跑步、走路、蹲下、拿東西……是從大腦發出動作指令,透過神經系統傳達,由關節與肌肉執行動作,肢體就可以隨心所欲的做出大腦想要的動作。

　　但是由一根一根的骨頭所組成的人體要怎麼動作呢?其實很簡單,韌帶固定了骨頭與骨頭,而這個骨頭的相接處是關節,有了關節構造,骨骼就可以改變方向往某個特定方向動作。肌肉分為深層肌肉及表層肌肉,深層肌肉支撐骨骼使身體穩定挺直;表層肌肉覆蓋在骨頭之上,橫跨一個或多個關節,當肌肉收縮或伸展時帶動關節活動,因此肢體就可以任意彎曲、伸直、活動。

　　也就是說,包圍關節的肌肉收縮,就產生了肢體的動作,相對而言,運動的動作可以加強肌肉的收縮,進而強化肌肉的力量、使肌肉更強壯,身體的穩定度及支撐能力就更好,進而達成強化脊椎穩定度的目的!

什麼是關節

　　關節(articulation)是指骨骼與骨骼之間的連接處。大致而言,可分為可動關節與不可動關節兩種。

　　一般常聽到,且可以叫出名字的關節,例如肘、肩、膝、踝關節等,都是可動關節,負責骨骼在某個特定方向或多個方向的動作;不可動關節可分為少動關節及固定關節,他們的關節骨端是由軟骨和結締組織所組成,可給予骨骼某程度的彈性。一般常見的運動傷害都是發生在可動關節上。

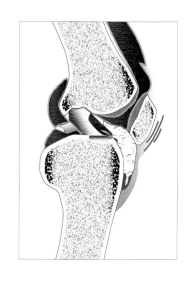

鬆關節的困擾

天生關節鬆弛的人，若沒有注意自己
的體態，很容易有腰椎前傾，胸椎後
傾的狀況（圖1），也會有高低肩、長
短腳的問題（圖2）。

關節及肌肉小常識

膝蓋是人體最大的關節。臀大肌是
身體最大的肌肉。

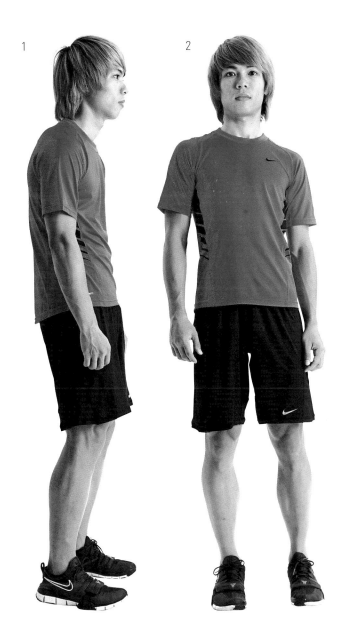

◎ 了解脊椎

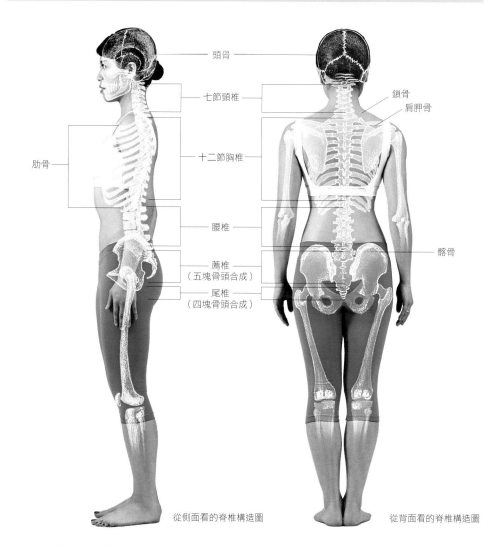

頭骨

七節頸椎

十二節胸椎

肋骨

腰椎

薦椎
（五塊骨頭合成）

尾椎
（四塊骨頭合成）

鎖骨
肩胛骨

髖骨

從側面看的脊椎構造圖   從背面看的脊椎構造圖

　　在身體直立的情況下，從側面觀察脊椎的自然弧度，是微微彎曲的S形，而脊椎的位置則是從脖子到屁股，包含七節頸椎、十二節胸椎、五節腰椎、薦椎（五塊骨頭合成）一塊及尾椎（四塊骨頭合成）一塊，共33塊脊椎骨所構成的。各脊椎骨之間由滑動關節接合起來，使脊椎保持彈性。正常健康的脊椎是位於人體的正中央、並呈現微微彎曲的S型角度，如此一來，身體左右兩邊肢體的肌肉發展才得以平衡對稱，體態姿勢就會端正，因此身體內臟器官不會受到不正常的壓力壓迫而影響器官功能，身體自然就健康沒病痛。所以說，脊椎健康是身體健康之本，真是一點也沒錯！

◎ 脊椎是你的中心支柱

　　一個人可以直立的站在地面上，是因為他的身體結構正常健康，擁有健康的骨骼架構做為肌肉的支柱，身體才得以挺胸站立、活動、動作。而骨骼不僅只是人體的支撐架構，還具有保護內臟器官和提供身體外觀輪廓的作用，但骨骼結構會因為性別不同而有所不同，通常女生的骨骼比男生來得嬌小一點，女生髖骨（骨盆腔）的形狀會比男生寬一點，因此形成男女生外觀的明顯差異。

你的脊椎會轉彎？

　　如前所述，脊椎會因為先天、後天、突發、退化等四種原因的影響而形成不正常的彎曲角度，當脊椎不是呈現居中、微微S型的狀態時，就會產生不良的體態，日子一久，會影響身體內臟器官功能，導致器官功能提早退化或減低工作效能。從圖可以看出健康的脊椎曲線與不健康的脊椎曲線明顯的差異點，而在接下來的第二章中，將有這些不良體態的形成原因及外觀特徵說明。

骨骼小常識

一般成年人有206塊骨頭。骨頭的強韌度比相同重量的鋼條高5倍。

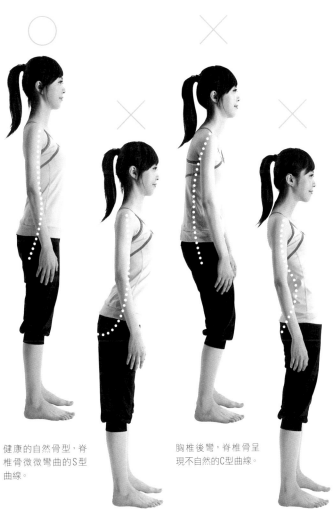

健康的自然骨型，脊椎骨微微彎曲的S型曲線。

胸椎後彎，脊椎骨呈現不自然的C型曲線。

腰椎前彎，脊椎骨形成誇張的J型曲線。

腰椎前彎，胸椎後彎，脊椎成為過度彎曲的大S曲線。

為什麼我總是站得歪歪的？

the pelvis

◎端正體態的關鍵部分 ── 骨盆

當你站立時雙手叉腰，可以感覺到你的雙手剛好放在骨盆的上緣，而你摸到的骨頭則是髂骨。骨盆是由骨骼及附著在其上方的肌肉筋膜構成，其中包含生殖器官，骨盆帶也是男女有別，男性的骨盆較窄、坐骨較小，女性的骨盆則較寬、坐骨較大。所以從外觀上來看，男生的臀部通常看起來是呈倒三角型，女性則較像正三角形。

骨盆是連接身體軀幹與下肢的部位，位於腰椎之下，從薦椎開始包含尾椎的骨骼部位。因為位於其上的五節腰椎骨並沒有與其他骨骼連接，使腰部可以進行前、後、左、右的彎曲動作，這些動作會連帶影響骨盆的角度，此時如果姿勢不當，而骨盆的穩定度又不足，骨盆的位置就很難保持居中平衡，脊椎角度也就跟著不正常彎曲。所以你老是站不正，可能是你的骨盆穩定度不足的影響。

正常穩定的骨盆位置是居中平衡的，但有些人會因為髖關節天生較鬆的原因，使得骨盆穩定性不足而向前傾斜，此時身體極力的將胸部挺起，會造成腰椎前凸的情形；但相對的也有可能因為腰椎前凸而使骨盆向前傾斜。另外，駝背（胸椎後彎）則會導致骨盆向後傾斜。所以有時候脊椎角度的不正常彎曲，可以從骨盆位置著手改善，將骨盆位置調整至居中平衡，並且加強訓練其穩定能力，脊椎就能回到健康自然曲線，體態也就端正良好了。

骨盆

骨盆是由六片骨頭結合而成的，其中有膀胱、尿道、子宮、卵巢、直腸、大小腸等器官，骨盆腔靠近下肢面的開口有一層層的組織將此開口閉合。這些組織由肌肉、血管、神經及筋膜所組

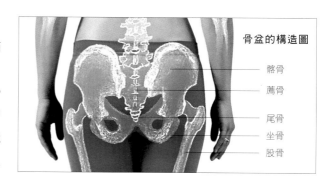

骨盆的構造圖

- 髂骨
- 薦骨
- 尾骨
- 坐骨
- 股骨

成。骨盆底有三個開口，自前往後分別為尿道、陰道、及直腸。骨盆底支撐著膀胱、尿道、子宮及直腸，使這些器官能發揮其正常功能。

辨識你的骨盆角度

　　很難分辨什麼是骨盆前傾，什麼是骨盆後傾嗎？你可以用眼睛觀察、用手體驗所謂的骨盆前傾、後傾角度，如果還是很難體會，跟著其後的形容想像，配合下面的圖解，你一定馬上就能辨別骨盆不正確的角度為何。

　　首先，將骨盆想像成一個裝滿水的水桶，骨盆裡的器官就是水桶裡的水。骨盆前傾時肚子向前挺出，水桶向前傾斜，裡面的水向前漏出；骨盆後傾時腰部向後推出，水桶向後傾斜，裡面的水向後漏出。看看鏡中的自己，你的骨盆是居中平衡的嗎？

骨盆小常識

骨盆帶是由六片骨頭結合而成的。臀大肌是身體最大的肌肉。

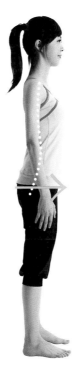
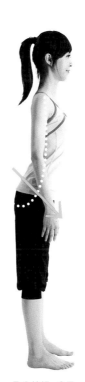
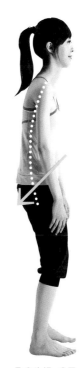

骨盆位置居中平衡，盆子裡的水不外漏

骨盆前傾，盆子裡的水向前漏出

骨盆後傾，盆子裡的水向後漏出

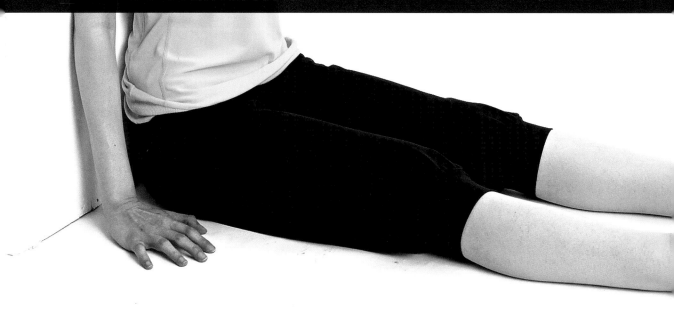

Chapter 2

我的健康看得出來？

羨慕前凸後翹的身材嗎？但這樣過度曼妙的儀態，卻很可能傷害你的身體健康。體態不端正，除了先天的身體結構問題，還有許多是因為後天姿勢不良累積而成的。從病痛、運動傷害、日常活動習慣、家庭教育、到社會審美觀，每個你以為不重要的小細節，最終都將反映在你的外表形象上，也決定了你一生的健康。

　　體態可以反映出健康狀況，找出你的體態問題，也將找出改善身體病痛的方法。

生活小細節，健康大影響

good shape

◎ 現代人的體態問題

　　體態問題並不是一朝一夕造成的，大部分的不良體態都是因為日常生活中的不良姿勢所引起，這些長期累積而成的體態壞習慣，日積月累的結果造成了身體骨骼結構改變、肌肉運用不平衡，最後又反應回你的外在體態形象。

　　從前一章節中，你已經充分了解人體骨骼的構造、肌肉及關節的全身連貫關係，及扮演連結全身骨骼的中心支柱——脊椎的重要性，本章則要協助你找出自己目前的脊椎狀況，以及可能對健康產生的影響。

　　在健康的人體上，脊椎是呈現自然微微彎曲的S型、骨盆平衡居中，但有些人會因為天生關節的鬆弛（包括脊椎），產生一些不良的姿勢；而另一些人是因為不良姿勢的日積月累，而造成脊柱的不正常彎曲，但無論是何種原因造成，一旦脊柱彎曲角度過大，都會造成某些身體的病痛。

　　一般而言，姿勢不良的壞習慣絕大部分會影響骨盆位置、脊椎曲線等，對外會顯現在四肢的高低，核心軀幹的正斜，而對內則會造成內部器官的擠壓與功能上的問題，進而影響你的健康。

　　後天姿勢不良累積而成的脊椎不正常彎曲，最常發生在腰椎部分，連帶使得骨盆前傾或後傾，使體態變得不端正，影響身體健康。最常見的不良體態有四種，前兩種是由後天導致；後兩種較多為先天引起：

1. 挺胸翹臀J型：骨盆的前傾導致腰椎前彎的角度更大，而胸椎後彎的角度反而變小。

2. 彎腰駝背C型：骨盆的後傾導致腰椎前彎的角度變小，而胸椎後彎的角度變大。

3. 鬆關節大S型：骨盆的位置雖然中正，但因重心的前移導致脊椎向後，腰椎前彎的角度因此變大；為了平衡，胸椎擴大了自然的後彎，而頸椎包括頭部則增加了前彎的角度。

4. 脊椎側彎Z型：左右骨盆高低不平，脊椎因此側彎，方向因人而異。

接下來的內容中，你將了解日常生活中易犯錯誤姿勢與不端正體態的關聯性，其後的章節，我們將教你如何建立正確姿勢的步驟及預防保健的核心肌群鍛鍊計畫。在此之前，先做個小測驗，看看你的體態屬於哪一型，了解自己的問題癥結再對症下藥，才能事半功倍！

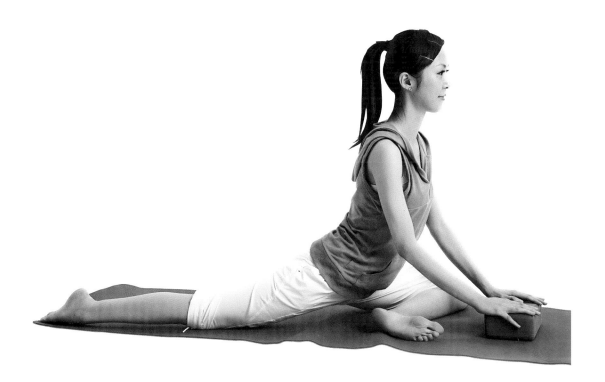

◎ 4招DIY自我檢測法

檢測前的初步評估

1. 站姿，側面面對鏡子，深呼吸將身體放在最自然不出力的狀態，並從鏡中觀察身體側面的線條，並記住是什麼樣子。

2. 站姿，正面面對鏡子，深呼吸將身體放在最自然不出力的狀態，從鏡中觀察身體正面的線條是否呈現明顯脊椎側彎，並記住是什麼樣子。

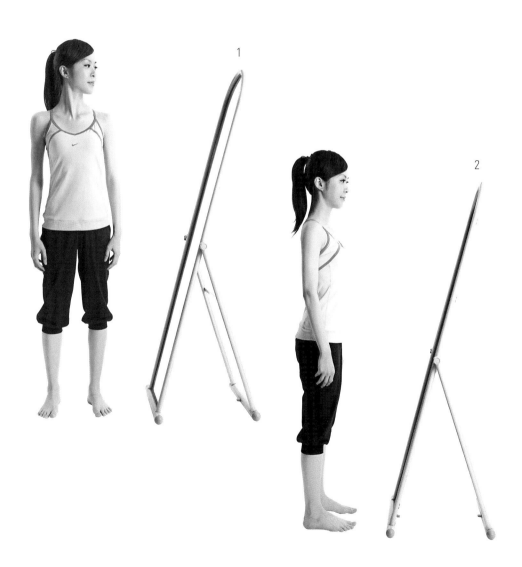

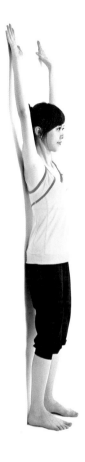

Test1 站姿舉手測驗

步驟

1. 採站姿將背部平貼靠牆，腳與髖部同寬，腳尖朝前膝蓋放鬆。

2. 深呼吸將背部和臀部專心貼緊牆面，並同時將雙手往上舉至牆面，手肘不能彎曲。

結果

· 若腰部彎度較大離開牆面為緊。

· 若腰部仍可以平貼至牆面為鬆。

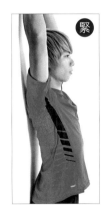
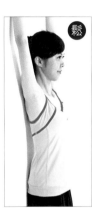

Test2 坐姿靠牆測驗

步驟

1. 採坐姿將背部平貼靠牆，腳與髖部同寬伸直。

2. 深呼吸將雙腳膝蓋伸直緊貼地面，並同時挺胸將背部、頭部緊貼牆面。

結果

· 若腰部、骨盆無法平貼牆面為緊。

· 若腰部、骨盆可以平貼牆面為鬆。

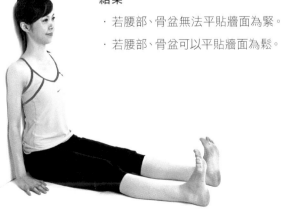

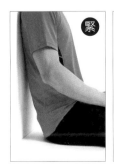
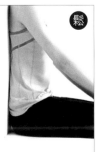

Test3 跪姿彎背測驗

步驟

1. 採四足跪姿，膝蓋在髖關節正下方，手在肩膀正下方。

2. 深呼吸雙手與雙膝蓋維持穩定，並同時將脊椎向上彎曲至極限。

結果

· 若腰部無法向上彎為緊。

· 若整條脊椎彎曲平均為鬆。

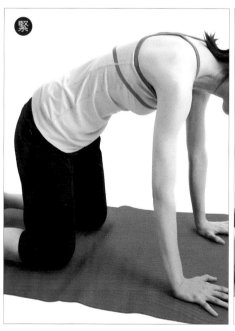

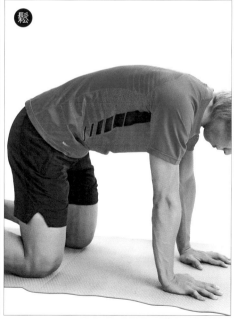

Test4 關節測驗

步驟

1. 採四足跪姿，右手或左手掌心平貼地面，手指朝後。將手臂伸直至關節的極限，並觀察肘關節是否呈明顯的「く」字型。

2. 採站姿身體重心放在左腳或右腳，同時將該腳膝蓋向後推至關節的極限，並觀察膝關節是否呈明顯的「く」字型。

3. 採站姿雙腳伸直與髖同寬，深呼吸將身體向前彎，並將雙手放至地面。觀察手掌是否能完全平貼地面（此時膝蓋不彎曲）。

結果

· 這三步驟若能完成其中兩項以上，同時前三項測驗有兩個以上測驗結果為鬆，則測驗四為鬆，其餘狀況為緊。

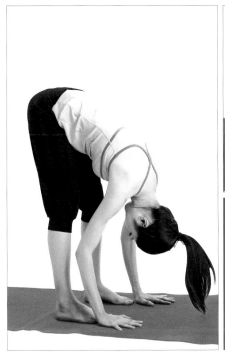
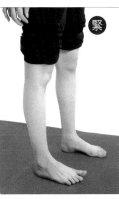

緊

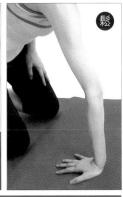

鬆

你的體態問題是……？

Test1 站姿舉手測驗	□緊	□鬆
Test2 坐姿靠牆測驗	□緊	□鬆
Test3 跪姿彎背側驗	□緊	□鬆
Test4 關節測驗	□緊	□鬆

◎ 愛漂亮的挺胸翹臀J型

測試結果：Test3 **緊** Test4 **緊**

挺胸翹臀J型的不良體態，最常發生在需要長期訓練挺胸翹臀姿勢的人身上，如：從小開始學舞的人、芭蕾舞者、體操選手、模特兒。一般而言，翹屁股的體態較常出現在女性身上，她們通常為了使自己的體態看起來更凹凸有致，會模仿模特兒站姿，挺出胸部、翹起屁股，使身體曲線呈現誇張的J型，久而久之，就養成了挺胸翹臀J型的不良體態。

透視挺胸翹臀J型的身體結構

翹屁股的體態，站姿力量通常集中在腳尖、下背的地方，使得整體體態看起來是僵硬、緊繃的。從右圖的透視圖可以明顯的看出，翹屁股型的人脊椎曲線呈現誇張的J型，骨盆前傾的角度很明顯，因此在學理上，常將翹屁股型的體態稱為骨盆前傾。骨盆前傾的人因為下背部（腰後）承受過大的壓力，久坐或久站容易覺得下背痠痛難以忍受。

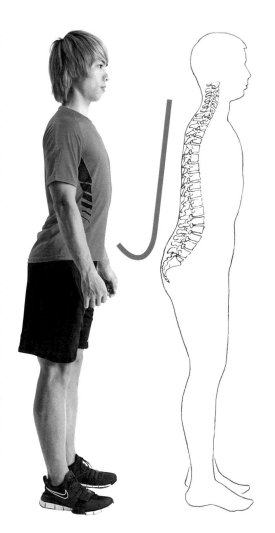

腰椎前凸，身體極力將軀幹挺直，使脊椎呈現不自然的J字型。

挺胸翹臀J型的體態特徵

● 屁股很翹。

● 腳尖朝外，呈外八字型。

● 膝蓋很直。

● 上腹部向前挺出。

● 大腿前側看起來凸凸的，肌肉緊繃。

● 小腿肌肉線條明顯。

健康拉警報！
容易產生骨盆前傾的不良體態

1. 常常在腳尖上施力，例如用腳尖跳舞。

2. 是高跟鞋高級愛好者，幾乎都靠腳尖走路。

3. 模仿模特兒站姿的誇張J型曲線。

4. 站時膝蓋過度僵硬，如果是先天膝關節較鬆，須提醒自己站立時雙
   腳微彎不鎖死。

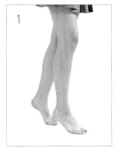

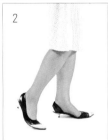

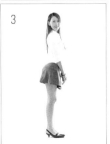

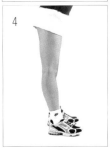

如果你是挺胸翹臀J型的人，記得常放鬆膝蓋，並將重心放在腳跟上。

◎ 沒精神彎腰駝背C型

測試結果：Test1 緊 Test2 緊 Test4 緊

彎腰駝背的不良體態，常見於需要長時間維持坐姿的人身上，如：電腦工程師、司機、上班族。

因為長時間維持同一姿勢又缺乏運動，因此無法維持端正的體態，久而久之就變成彎腰駝背。而年長者因身體機能退化，生活型態以坐姿為主，容易形成彎腰駝背C型體態。

透視彎腰駝背C型的身體結構

彎腰駝背的體態，站姿力量通常集中在肩部及腳跟，使得整體體態看起來垂頭喪氣的很沒精神。從右圖的透視圖可以明顯的看出，彎腰駝背型的人脊椎曲線呈現不自然的C型，但骨盆是向後傾斜的，因此在學理上，常將彎腰駝背C型的體態稱為骨盆後傾。

骨盆後傾的人因為頸部、肩膀僵硬，久坐或久站可能會有肩頸痠痛的困擾產生。

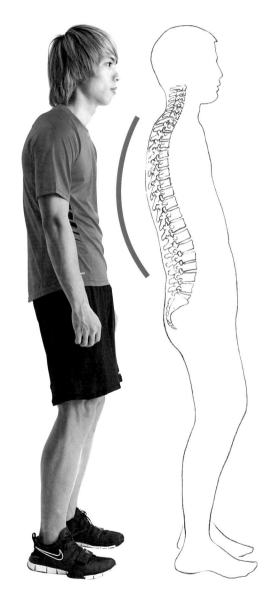

骨盆後傾，胸椎後彎，脊椎呈現不自然的C字型。

彎腰駝背C型的體態特徵

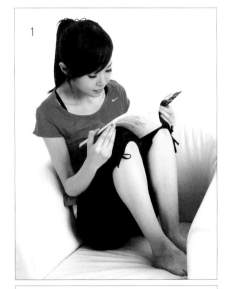

看起來垂頭喪氣的樣子。

走路的時候脖子前傾。

總是覺得肩膀僵硬。

因為肩膀僵硬緊縮的影響，通常呼吸較短淺，

可能會有胸悶的狀況。

很明顯的駝背。

雙腿、大腿後側肌肉緊繃柔軟度很差。

屁股平坦。

彎腰駝背C型的人，需多做肩頸、胸部及腿後的伸展動作，並且加強軀幹部位的肌力及肌耐力訓練。

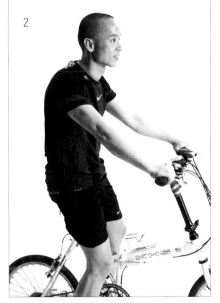

健康拉警報！
容易養成骨盆後傾的不良體態

1. 長時間坐姿。

2. 需要長時間脊椎前彎的運動，例如騎單車。

◎ 莫名痠痛鬆關節大S型

測試結果：Test4 鬆

　　天生關節就比一般人鬆的人，肌力較弱，若再不注意自己的體態，就容易養成鬆關節大S型的不良體態。若在小時候提早注意，和加上體態的調整訓練，就越能改善鬆關節大S型不良體態的發生。懷孕的婦女因為賀爾蒙影響身體變化，讓關節變鬆，因此在懷孕期間也要好好注意自己的姿勢，以免在生產後就變成了鬆關節大S型的體態了。

透視鬆關節大S型的身體結構

　　鬆關節大S型的體態，站姿力量通常集中在臀部、肩膀及腳尖。從右圖的透視圖可以明顯的看出，鬆關節大S型的體態是挺胸翹臀J型，和彎腰駝背C型的結合。學理上叫做腰椎前彎，胸椎後彎。鬆關節大S型的人，平時若不注意自己的體態，長時間的累積可能會造成身體莫名的小疼痛。此類型的關節比較不穩定，嚴重時會產生關節炎的問題。

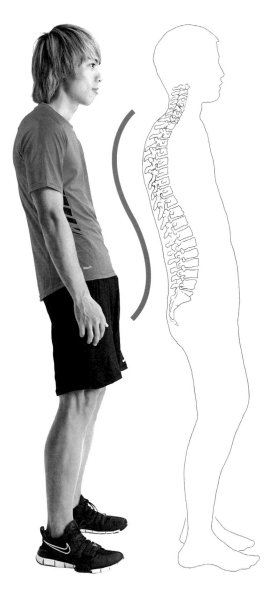

骨盆雖然看起來中正，但腰椎前彎、胸椎後彎的姿勢，讓脊椎的曲線變成了過度誇張的大S型。

鬆關節大S型的體態特徵

●站姿時膝蓋呈「く」字型。

●扁平足。

●X型或O型腿。

●腳趾外翻。

●身體關節有無法解決的小疼痛。

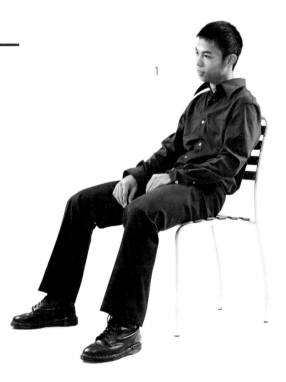

1

如果你是鬆關節大S型的人，多做全身的肌力及肌耐力的訓練，並減少伸展訓練及強度。

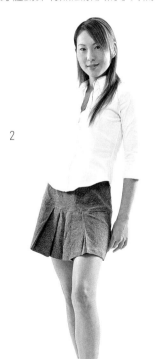

2

健康拉警報！
容易養成骨盆後傾的不良體態

1. 坐姿不端正——核心肌群沒用力，懶散地坐在椅子上。

2. 不良站姿——站的時候沒用力。

◎ 歪一邊脊椎側彎Z型

測試結果：Test4 鬆

脊椎側彎Z型的不良體態，常見於習慣使用身體某一側做事的人身上，如：理髮師、牙醫師、側背包包、單手抱小孩的婦女。

其實大多數的人都有輕微的脊椎側彎問題而不自知，如果你習慣用某邊的肩膀背包包，是因為使用另一邊的肩膀側背包包容易滑落；或是女性覺得某邊的內衣肩帶較鬆易從肩膀滑落等，都可能是因為你有輕微的脊椎側彎問題，久而久之，習慣只使用身體某一側做事，使得身體肌肉發展不平衡：常用力的體側肌肉較收縮、緊繃，不常用力的體側鬆弛，就形成了脊椎側彎的不良體態。

透視脊椎側彎Z型的身體結構

脊椎側彎Z型的體態，站姿通常力量偏向其中一腳，使得整個體態從正面看起來是高低肩、脊椎不正。從右圖的透視圖可以明顯的看出，脊椎側彎Z型的人從正面看的脊椎曲線是偏向側面而不是居中的，骨盆也不平衡，因此在學理上稱為脊椎側彎。而有脊椎側彎體態問題的人，同時也可能有關節鬆弛的問題。

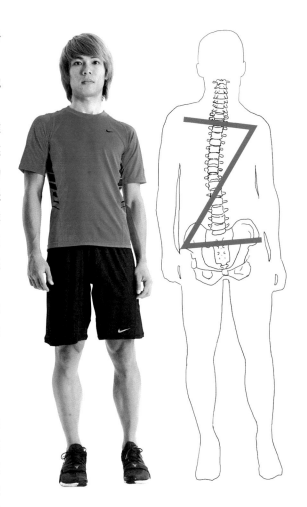

脊椎骨不居中。

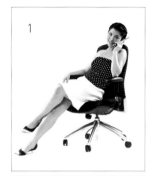

脊椎側彎的體態常是日積月累而成的，隨時提醒自己保持端正姿勢，養成規律的運動習慣，才是身體保健的根本之道。

脊椎側彎Z型的體態特徵

肩膀一高一低。

身體兩側、腰部線條較不平均。

可明顯看出背部肌肉發展不平均。

骨盆斜向某一邊。

可能有長短腳。

站姿重心偏向某一腳。

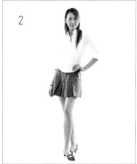

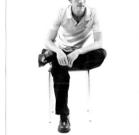

健康拉警報！
容易養成脊椎側彎的不良體態

1. 翹腳坐——習慣性翹腳。

2. 不良站姿——模仿模特兒三七步站姿。

3. 不良坐姿——單手手肘撐在膝蓋上。

4. 側背包包——習慣用某一邊肩膀側背包包。

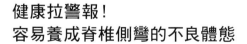

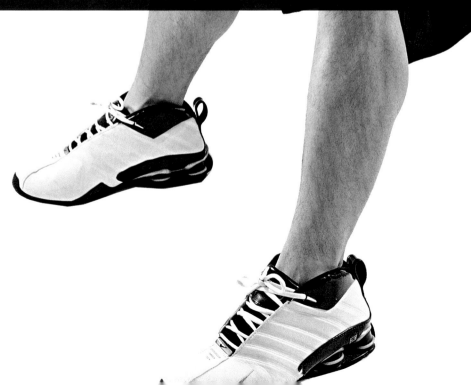

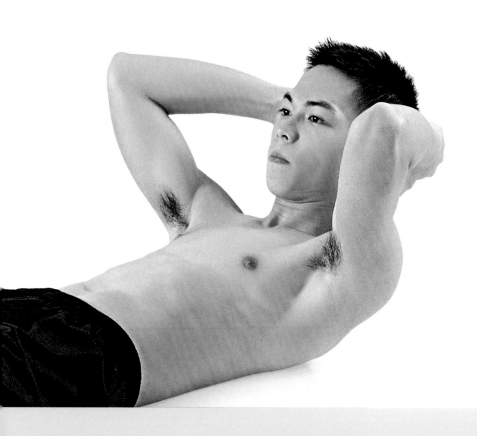

　　在沒有刻意提醒自己的情況下，大多數人的坐、站、行、臥等動作，都呈現不端正的體態，這些下意識的慣性動作，長期下來會導致肩頸痠痛、下背痛等的身體困擾。想要常保健康，並維持充沛活力，就要從這些日常生活中的姿勢著手，改掉不良姿勢的壞習慣，幫助自己遠離病痛並且隨時保持優雅體態。

端正體態，從日常生活中做起！

good posture

從前兩章的內容中，你已經知道不良的體態是什麼，也知道不良體態會對身體健康造成的影響，但是，究竟該怎麼坐、怎麼站、怎麼走、才是端正的體態？生活或工作中，又有哪些該注意或是避免的動作，才能確實保護脊椎？接下來的內容將有以上問題的解答，並且一步一步教你如何調整自己的姿勢成為端正的體態，只要你能牢記底下的正確姿勢，將其養成習慣落實在日常生活中，別忘了還要找時間做第四章的核心肌群鍛鍊全計畫，要不然每天至少也要騰出10分鐘，做站姿、坐姿、呼吸、冥想、放鬆訓練，幫助自己可以維持脊椎健康，並且預防身體器官機能提早老化。

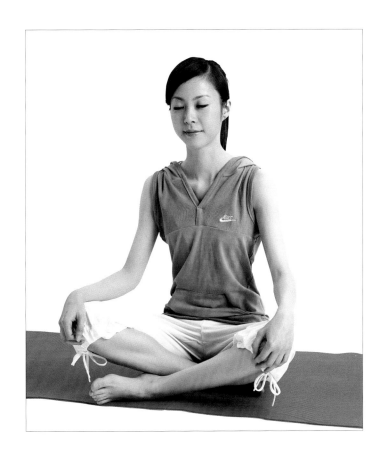

日常生活中的各種姿勢，讓脊椎承受多少壓力呢？

　　因為地心引力的影響，脊椎會因為日常生活起居的姿勢不同，而有不同的壓力負擔，以下圖示脊椎在不同動作型態下所承受的壓力負擔指數。例如：以一個體重50公斤的人為例，站著的時候脊椎承受體重的壓力為50公斤；躺下時則減輕為12.5公斤；坐著時壓力集中在腰腹部，下背承受壓力約為75公斤；彎腰拿重物時壓力同樣集中在下背部，約100公斤。因此，養成良好的生活姿勢習慣，不要讓脊椎承受不當壓力，就能維持脊椎健康。

脊椎壓力=你的體重×姿勢壓力百分比

躺下25%

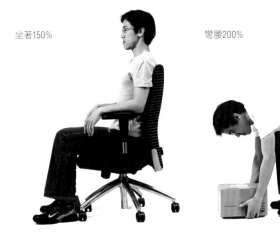

坐著150%

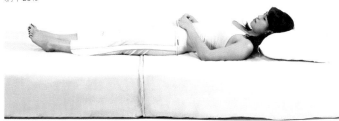

彎腰200%

站著100%

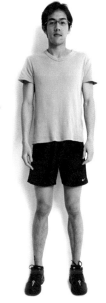

◎ 怎麼坐，坐更久？

坐著的時候因為身體重量集中在腰臀部，對脊椎的壓力負擔很大，除了學會維持正確良好的坐姿以外，從坐姿起身時也要特別注意，背部應盡量保持平直，也就是直背起身，因為彎腰的姿勢對脊椎的壓力負擔更大，所以起身時也要特別注意才行。

保護脊椎的正確坐姿——坐在坐骨上

當你坐在坐骨上時，骨盆是居中不前傾或後仰的，連帶著腰椎也能位於居中的位置，使得上半身能維持腰背挺直的良好姿勢入座，此時只要再調整頭部，維持頸關節自然平直，雙腳平放在地面，即為正確坐姿。

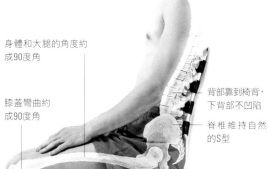

視線直視前方，下巴向內縮，頸關節自然直立居中

肩膀自然穩定

身體和大腿的角度約成90度角

膝蓋彎曲約成90度角

背部靠到椅背，下背部不凹陷

脊椎維持自然的S型

臀部坐滿椅子，骨盆居中平衡

雙腳腳掌平放在地面

怎麼坐，坐更好！

●先做2次深呼吸！

坐下之前先做2次深呼吸，幫助自己集中精神在即將做的坐姿動作，提醒自己隨時保持正確坐姿。

●夾膝訓練！

如果你以正確坐姿入座，總是覺得一下子就又回到斜靠在椅背上的彎腰駝背，骨盆後傾的懶散姿勢，可能是因為你的軀幹部位肌力不足所導致，試著在兩膝中間夾一張紙或一塊紙板，訓練大腿內側肌群及軀幹部位肌群的肌力，同時也能維持正確坐姿。

正確坐姿的步驟

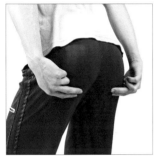

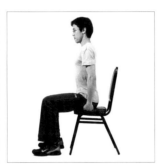

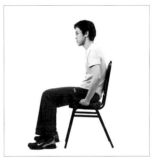

step1

身體向前微微彎腰翹起屁股，將你雙手的拇指與食指分別置於臀部左右兩側，找到在臀大肌凸出的兩個骨頭——坐骨。

step2

雙手扶在坐骨上，同時坐到椅子上，體驗坐在坐骨上的感覺，此時上半身應該是自然呈現腰背挺直的狀態。

step3

試著將腰部向後彎曲（骨盆後傾），體驗不是坐在坐骨上的感覺。

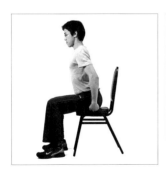

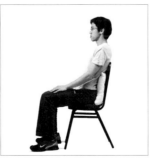

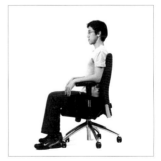

step4

再試著將肚子向前凸出（骨盆前傾），體驗骨盆前傾時的坐姿，這也不是坐在坐骨上的感覺。

step5

此時你已能分辨出正確坐姿與錯誤坐姿的差異，請記得正確坐姿的感覺。另外可以在腰後放一個小靠墊，減低下背的壓力，讓你可以更舒服的坐在椅子上工作。

step6

如果需要長時間坐在椅子上，有扶手及椅背較高的椅子，可以幫助你久坐時仍能維持正確坐姿。

◎ 怎麼站，站更挺？

站立的姿勢使脊椎呈現直立於地面的狀態，此時必須靠身體軀幹部位的肌肉來維持腰椎及骨盆居中平衡，讓身體不會呈現翹屁股或是駝背的不良體態。除了注意身體軀幹是否居中穩定，還要記得將身體重量平均分布在雙腳上，避免三七步的不良站姿。

保護脊椎的正確站姿──收腹挺胸

抬頭挺胸，肚子向內縮，大腿向內夾緊，從側面看的正確站姿，耳朵、肩膀、股關節、膝蓋到腳踝幾乎成一直線，身體重量平均分布在左右兩腳，這就是正確站姿。

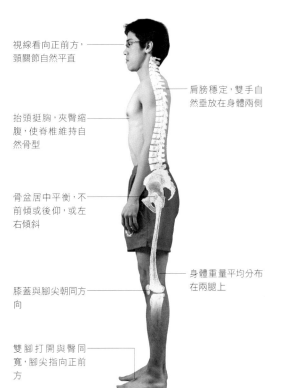

視線看向正前方，頸關節自然平直

肩膀穩定，雙手自然垂放在身體兩側

抬頭挺胸，夾臀縮腹，使脊椎維持自然骨型

骨盆居中平衡，不前傾或後仰，或左右傾斜

膝蓋與腳尖朝同方向

身體重量平均分布在兩腿上

雙腳打開與臀同寬，腳尖指向正前方

正確站姿的步驟

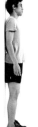

step1

自然靠牆站立，先將雙腳打開與臀同寬，兩腳腳尖朝向正前方，腳尖不可呈現外八或內八字型，再調整膝蓋的位置，讓膝蓋與腳尖對齊並同樣指向正前方。

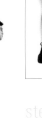

step2

雙手叉腰，先將屁股往後翹起，體驗站姿骨盆前傾的感覺。

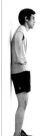

step3

然後再將腰背向後拱起，體驗骨盆後傾的感覺。

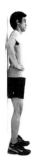

再將骨盆回到居中平衡的位置,記住骨盆居中的感覺。

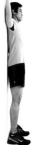

手肘彎曲向身體兩側張開,使雙手手臂平行於地面,讓肩胛骨貼牆,體驗挺胸的感覺。

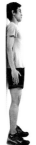

將雙手放回身體兩側,但注意身體仍舊維持肩胛骨貼牆、挺胸的姿勢。此刻的站姿即為正確的標準站姿。

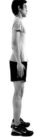

維持正確站姿向前跨一小步離開牆面,以標準站姿站立,並且原地做收腹挺胸訓練,體驗正確站姿的感覺,並且隨時隨地提醒自己保持正確站姿。

怎麼站,站更好?

●保持愉快心情及自信心

外在的體態就是情緒的肢體語言,不用說話就能告訴別人你現在的心情狀況,通常心情不好、害怕、覺得自卑缺乏自信時,坐姿、站姿就是懶洋洋、縮頭縮腦、沒精打采的;但當你心情愉快、勇敢、充滿自信時,自然就會呈現抬頭挺胸、神采奕奕的體態,所以有時候體態的訓練也跟心理層面有關。讓自己保持愉快且充滿自信的心情,有助你維持端正的體態。

●一腳踩踏在較高處

如果需要長時間站立,可以將其中一腳踩踏在箱子上或較高處,但注意單腳站立時仍需保持骨盆居中平衡,左右腳輪流交換踩踏在箱子上,可以減輕久站對肌肉造成的僵硬感。

●夾腿訓練

拿一條摺起來的小毛巾或是文具店的小皮球,夾在雙腳的大腿內側,練習以大腿內收肌群將毛巾或皮球夾緊,並感覺骨盆底肌群的輕微收縮,同時也將肚臍向內縮(縮腹),此動作可以明顯的感覺到位於身體軀幹部位的肌群正在收縮用力,記得這種感覺,下次等公車時,可以偷偷練習,幫助自己端正體態並且加強軀幹部位的肌力。

◎怎麼走，走更遠？

　　行進間的走路及跑步動作，常常會因為一昧顧著向前走或跑而忘了維持正確姿勢，記住以下動作的重點，行進時就能更輕鬆省力。

正確的走路姿勢——
腳跟先著地，兩腳不同時離地

　　以正確站姿站立，然後向前跨步，腳跟先著地，接著整個腳掌再著地，兩腳不會同時離開地面。行進間保持抬頭挺胸縮小腹，以維持軀幹的穩定，兩手自然微握，邁開步伐大步走。

●腳跟先著地，接著再以腳掌整個著地。

●骨盆維持平衡穩定。

●腳尖朝前，不可外八或內八。

●如果是在沙地上走路，可以發現走路的腳印是很完整的，且左右腳印互相平行。

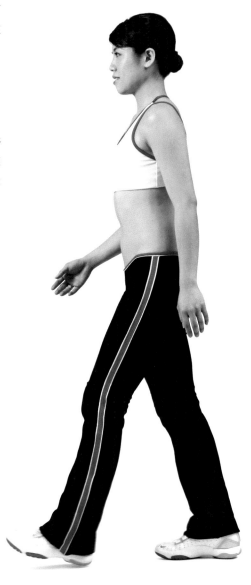

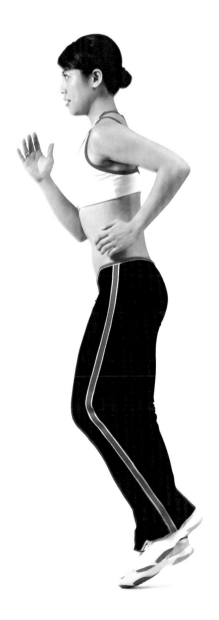

正確的跑步姿勢也是以腳跟先著地，跑步的時候運用全部的腿部肌群，使整個人從地面上躍起，兩腳同時離開地面，注意動力是往前而非往上。行進之間同樣也要保持抬頭挺胸縮小腹，以維持軀幹的穩定，手肘彎曲置於身側自然擺動，輕快地向前跑步。

● 腳板的前半部先著地。

● 軀幹維持平衡穩定。

● 跑步中整個人躍起，兩腳同時離地。

● 如果是在沙地上跑步，可以發現跑步的腳印是不完整的，可能只出現前半部的腳印，且左右腳印一前一後，約略呈現S型的曲線。

怎麼走，走更好？

● 配合呼吸

無論是進行運動訓練或是平常生活中的例行動作，都應該時時提醒自己腳板哪個部位應先著地，將姿勢調整正確之後，隨著動作的律動，找出行進間的節奏，配合吸氣、吐氣，你就能跑或走得更久、更輕鬆。

日常生活易犯錯誤提醒

improve your posture

對不對，有關係！

　　學會正確的坐、站、行姿勢後，除了在每天的例行活動中提醒自己隨時保持良好端正的姿勢外，還要避免許多容易造成身體傷害的危險姿勢。

　　雖然這些動作看起來好像無傷大雅，或許你曾經或經常做這些動作也都沒有問題，但你卻不能因此而忽略這些小細節！原因是也許你現在還年輕，身體肌肉力量、骨骼密度還能負擔得起這些不當姿勢而帶來的過度壓力，但日子一久年紀變大了以後，這些你以為沒關係的動作，卻很容易因為一次的彎腰或是負重而造成身體一輩子的傷害。

　　接下來，我們將會針對日常生活中最容易出現的錯誤姿勢做出正解，幫助即將或已經出現問題的人，更正自己日常生活中可能產生的重複性傷害。

動作前先想一想……

生活中有些動作是無法避免的，也很難判斷這些動作是否具有危險性，但如果你能夠在動作前先思考一下下列四個問題，確定所有問題的答案都是否定的，才開始動作，並且記住所有動作都不可過度勉強，才能避免身體受到傷害。

1. 這個動作對你來說是否太困難且不熟悉？
2. 有沒有重複性的彎腰動作？
3. 動作持續的時間是否需要很長？中間有沒有足夠的休息時間？
4. 你無法確定自己可以全程使用正確姿勢動作？

◎抱小孩

　　許多媽媽們，總是習慣用某邊手臂抱小孩，這也許是因為某邊手臂較有力的關係，但因為長久只使用某一邊的體側，卻可能導致身體肌肉施力不均，體態傾斜某一邊而不自知。也因為如此，多數的媽媽們還會有肩膀僵硬、腰痠背痛、小腹凸出等的問題，這些都與錯誤的抱小

+ Tip

孩姿勢脫離不了關係，所以，女性如果想在生小孩後仍能擁有端正健康的身體，抱小孩時記得要多注意自己的姿勢；同時也要抽空做運動，鍛鍊身體的肌耐力，才有足夠的體力及精神帶小孩。

使用市面上販售的輔助嬰兒背帶，讓小孩的重量可以平均分配在身體的左右兩側，你就不會習慣性地只使用身體某一邊去抱小孩，造成脊椎側彎的危險。

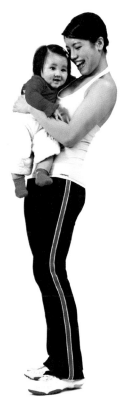

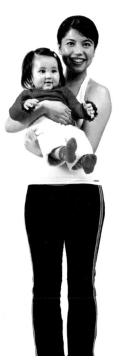

Don't｜錯誤的抱小孩姿勢

· 老是用同一邊手臂抱小孩。

· 肚子向前突出支撐小孩重量（骨盆後傾）。

· 將身體整個重量放在一腳上（三七步站法）。

Do｜正確的抱小孩姿勢

· 抱小孩的手臂左右更換。

· 身體站直，骨盆維持平衡居中。

· 身體重心平均分攤在兩腳上。

◎ 搬重物

　　大部分的人在搬重物時，常常高估自己的腰背肌力而過度負重，也有許多人為了節省時間，省略了蹲下的動作直接彎腰去搬東西，這些動作使得搬重起身時下背承受過大的壓力，很容易傷及腰椎，造成下背部的傷害。最常見的傷害多數是因為瞬間用力動作、猛然地動作姿勢不良、劇烈地撞擊，引起腰部肌肉肌腱拉傷、椎間盤突出、閃到腰等症狀。因此，日常生活中應避免彎腰取物的動作，另外還要加強腹、背肌的力量，強化軀幹的肌力來增加脊椎穩定性，才能減少腰背傷害的產生機率。

Don't｜錯誤的搬重物姿勢

‧彎腰直接取物。

‧重物遠離身體。

‧重物靠在身體的某一側。

‧沒有量力而為，逞強搬過重的東西。

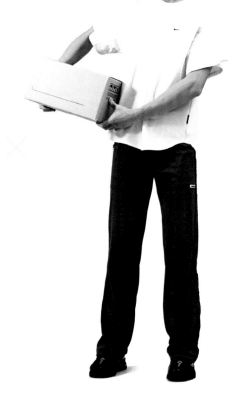

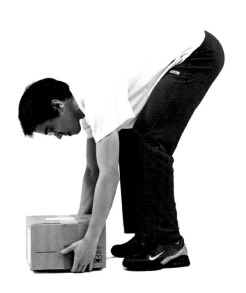

Do｜正確的搬重物姿勢

·蹲下，一腳踩在地面，一腳腳跟抬起。

·將重物靠近身體。

·起身時保持直背不彎腰。

·手肘彎曲不鎖死。

·可將重物先舉放到膝蓋上，再起身。

·起身時用雙手搬抬重物，並且將重物的重量靠在腹部。

＋Tip

如果一個人搬太吃力，請他人幫忙抬，注意兩人都應遵循蹲下的取物原則。

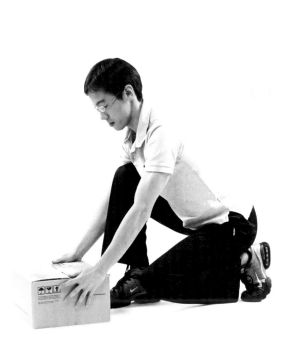

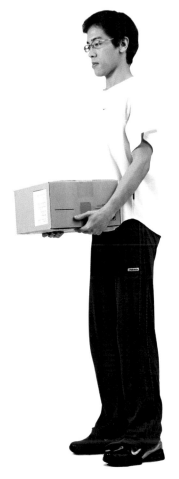

◎ 看電視

　　放學、下班後的時間，大部分的人都是在客廳沙發上度過，通常這個時間是你放下一天壓力、最放鬆的時刻，而坐在舒服柔軟的沙發上，很少人可以維持端正良好的體態看電視。但是許多人因為長時間斜靠在沙發上歪頭看電視，導致頸椎受傷頭部無法轉動，經過長期的復健治療才得到改善。斜躺除了造成頸椎的病變，甚至也可能導致脊椎側彎、骨盆後傾等問題，因此想要維持身體健康，平常看電視的姿勢也是不能輕忽的重要細節。

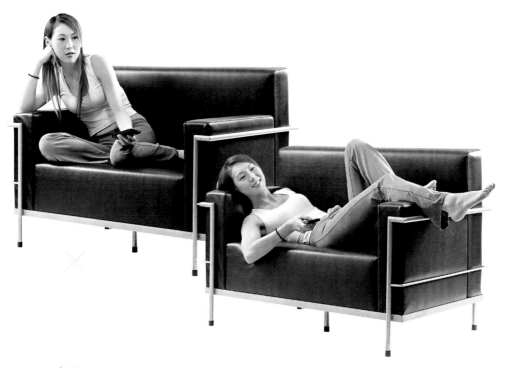

Don't｜錯誤的看電視姿勢

．電視不是位於視線正前方，使得你必須轉頭或側身看電視。

．單手靠在扶手上支撐頭部，脊椎歪斜。

．斜躺在沙發上，頭靠在沙發扶手上，頸部僵硬。

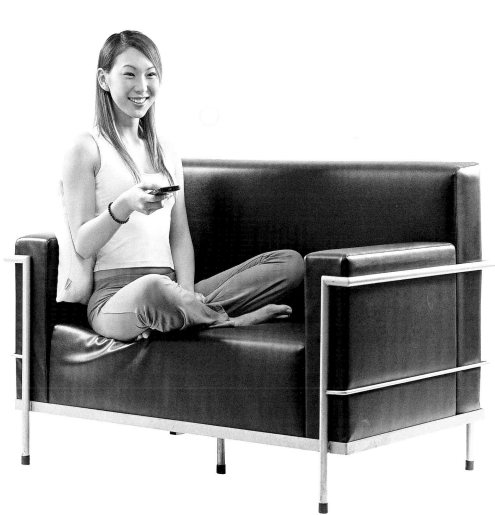

＋Tip

想像旁邊有喜歡的人或是長輩跟你一起坐著，幫助自己維持端正優雅的坐姿看電視。

Do │ 正確的看電視姿勢

．腰背打直，可用小椅墊靠在腰部。

．身體不歪斜，維持肩膀兩邊等高，脊椎居中。

．電視位於視線的正前方，不要轉頭或側身看電視。

◎ 背公事包

　　上班族每天出門的必備品除了公事包以外，可能還有一台筆記型電腦，因此，許多上班族習慣性的將公事包、筆記型電腦用同一邊的肩膀背或手臂拿，以便空出另一隻手來做其他事，例如扶公車、講電話等。但此時通常身體是呈現傾斜於某一邊的高低肩不良體態，如果再加上骨盆前傾或後傾的不良站姿，將會呈現出非常不雅觀、沒精神的樣子，除此之外，如此日復一日地習慣用身體某側的力量做事，可能會導致脊椎側彎、肩頸痠痛等症狀，聰明的上班族應該避免錯誤的背公事包姿勢，讓自己的體態及身體狀況永遠保持在最好的狀態。

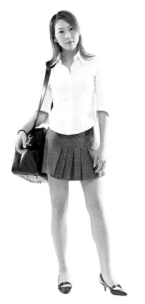

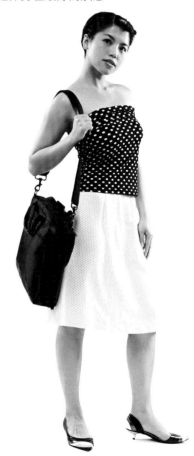

Don't│錯誤的背公事包姿勢

・喜歡用側背的公事包。

・習慣只用某邊肩膀背公事包。

・公事包過重，或同時背公事包又拿手提電腦。

・側背公事包，站姿不良。

・背過重的公事包，使身體斜向一邊。

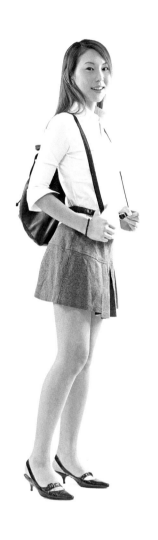
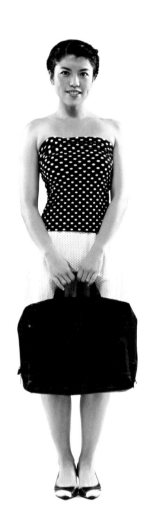

+Tip

購買雙背的公事包,減低自己側背的機率。

Do │ 正確的背公事包姿勢

· 使用雙背的公事包。

· 雙手一起拿公事包,並且保持端正站姿。

· 使用側背的公事包時,提醒自己隨時換邊背。

· 隨時將不需要隨身攜帶的東西取出公事包。

· 站立或是行進間保持身體重心居中。

◎打電腦

　　電腦已成為現代人不可或缺的工具，也因為如此，許多上班族一天8個小時都是坐在電腦桌前打電腦，但電腦族們卻總是因為坐姿不良、長時間維持同一姿勢缺乏活動，造成肌肉僵硬，常有脖子、手腕、腰背痠痛、肩膀僵硬、容易疲勞等的毛病，別以為這只是肌肉痠痛所引起的，短時間內對身體健康沒有顯著影響就不以為意，小心這些不良姿勢長期累積的結果將會引發脊椎健康問題。

　　根據研究資料顯示，長時間打電腦的電腦族，脊椎問題集中在上段胸椎及肩胛骨，其次是骨盆及下腰椎不當彎曲，這些脊椎問題會導致雙手無力、胸悶、脖子痛、肋間神經痛、腰痛、無法久坐久站、膝蓋痛、容易腳麻的病症，如果你仍然維持錯誤的打電腦姿勢，漸漸地會感覺工作效率變差，但最大的損失可能是賠上了你的身體健康。

Don't │ 錯誤的打電腦姿勢

· 頭部歪斜著看電腦，頸關節不居中。
· 斜著身體打電腦。
· 座椅沒有扶手，打電腦時兩手手臂懸空。
· 用鍵盤或滑鼠時手腕懸空。
· 長時間打電腦不休息、不活動。
· 習慣性翹腳。

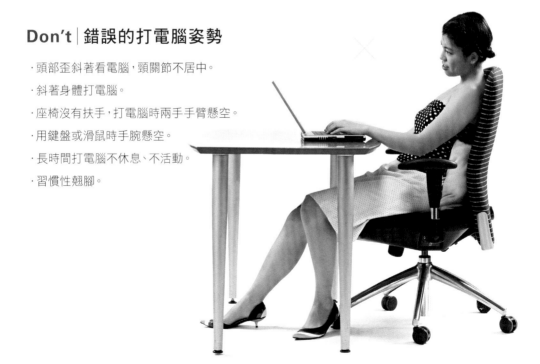

Do｜正確的打電腦姿勢

・使用靠背較高、有扶手的椅子。

・平均每30分鐘離開座位伸展筋骨，避免肌肉僵硬。

・電腦螢幕置於視線前方，避免頸部歪斜造成痠痛。

・使用鍵盤或滑鼠，兩手腕不懸空，避免腕隧道症候群。

・臀部坐滿座椅，使背部靠到椅背，維持背部挺直。

・需長時間久坐時，使用靠枕於腰部。

・不要翹腳，可前後腳交錯放，以維持長時間坐姿。

+Tip

坐在電腦桌前打電腦時，用大腿夾住皮球做夾腿訓練，幫助自己隨時維持良好端正的坐姿。

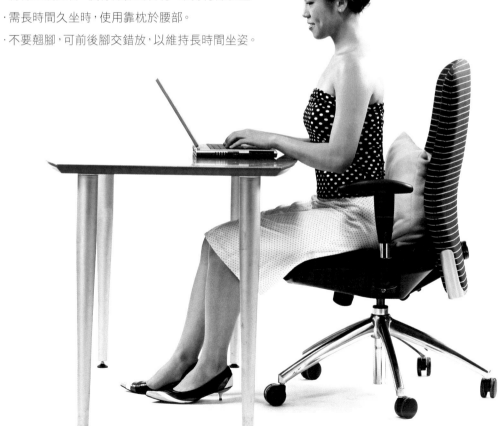

◎ 講電話

　　無線時代的來臨，使講電話變成一件隨時隨地可做的事，而為了節省時間，現代人養成了一邊講電話一邊做其他事的壞習慣。無論你是站著或是坐著，如果你習慣一邊講電話一邊寫字記錄，或一邊修指甲、一邊……，你可能會因為需要將兩手空出來而習慣性地縮著脖子，用肩膀和臉頰夾住話機講話，這個動作對頸椎的傷害很大，長時間下來可能會讓你的肩頸僵硬，導致頸椎產生問題，引發一大堆的肩頸困擾。講電話這個微不足道的小動作，其實是影響肩頸健康的大關鍵，喜歡講電話的你，一定要養成正確的講電話姿勢，或是改用耳機講話，才能長保肩頸健康。

Don't│錯誤的講電話姿勢

· 縮著脖子用肩膀臉頰夾電話。
· 一邊講電話一邊做其他事，身體歪斜。
· 坐姿翹腳。
· 站姿身體重心偏向其中一腳（三七步）。

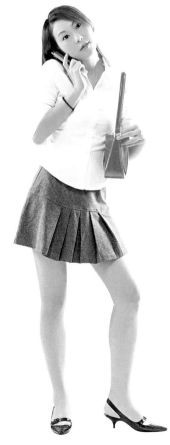

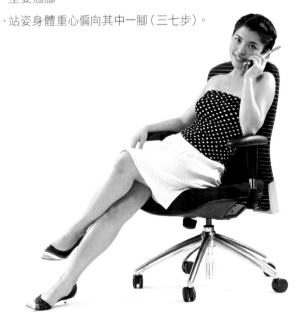

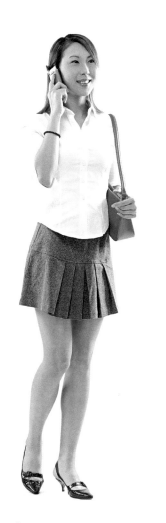
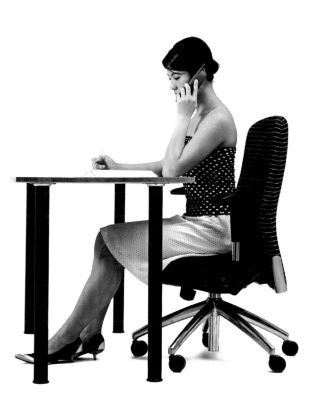

Do｜正確的講電話姿勢

· 一手拿話筒，將話筒放在耳朵旁講話，頭部不歪斜，頸椎直立。

· 肩膀保持等高，身體不歪斜。

· 如欲一邊寫字記錄，應將筆記本放在桌上，持電話的手肘靠在桌上。

· 如欲一邊做其他事情，應帶耳機說話，維持脊椎直立不傾斜。

· 坐姿不翹腳。

· 站姿兩腳平均施力。

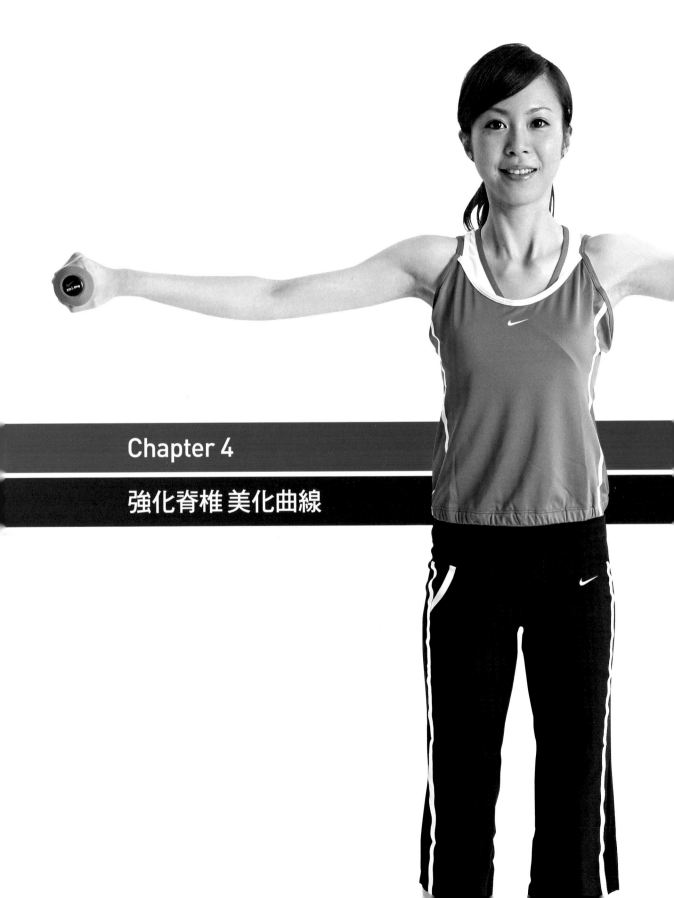

Chapter 4

強化脊椎 美化曲線

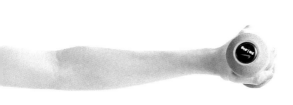

　　脊椎不僅是支撐身體、強健體魄的健康根本，也是端正體態，使身材凹凸有致的曲線基礎。藉由專家設計，經運動科學研究證實，可有效強化核心肌群並矯正脊椎曲線的運動計畫，鍛鍊出自然而優美的脊椎線條，慢慢的，你會發現自己的姿勢更平衡、體態更完美，更棒的是，你將擁有健康一輩子！

完美體態的訓練

posture program

◎ 核心肌群鍛鍊計畫

　　位於主軀幹的核心肌群,是控制身體穩定、平衡,以及姿勢的主要肌肉群。根據運動科學研究報告指出,從事所有日常生活的行、坐、站、臥姿勢,以及各種運動動作,第一個收縮用力的部位就是位於軀幹的核心肌群。因此進行核心肌群的訓練,能增進腹背肌耐力、強化支撐脊椎的能力,進而改善不良姿勢、減少運動傷害,提升日常活動敏銳度的目的。

　　此套端正體態核心肌群鍛鍊計畫,結合了東西方運動精髓,以東方人的體態和運動習性為基礎,加上西方運動科學動作,再配合呼吸及休息技巧,是為東方人量身訂作,兼具身心調和、端正體態、增強活力的運動計畫。

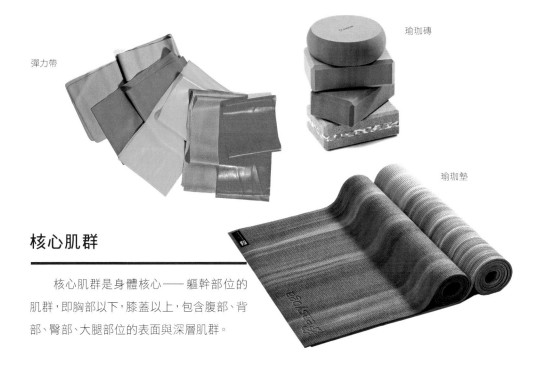

瑜珈磚

彈力帶

瑜珈墊

核心肌群

　　核心肌群是身體核心——軀幹部位的肌群,即胸部以下,膝蓋以上,包含腹部、背部、臀部、大腿部位的表面與深層肌群。

鍛鍊開始前，我應該注意什麼？

1. 詢問醫生的意見：如果你曾經受過傷，或身體狀況不佳、生病、感冒等等，請先詢問醫師意見，再進行訓練。

2. 運動空間的準備：選擇家中一個足以躺下、雙手張開伸展無礙的運動空間，保持空氣流通，若有開空調，請注意維持溫度，在26～28度之間。

3. 運動時的穿著：請穿著排汗性佳、舒適不緊繃的服裝，請勿穿著束腹、護腰等護具運動，如果你的脊椎問題處於仍需要穿著護具的復健階段，先不要進行以下的核心肌群訓練，等到脊椎狀況較穩定時再進行為佳。

4. 運動器材的準備：椅子可選擇有椅背沒有扶手，而高度是讓你坐在上面，臀部和膝蓋連線可以和地面平行的高度即可。表格中所使用的輔具，都可以用家中隨手可得的用品替代。

使用器材	替代器材
瑜珈墊	浴巾
啞鈴（1～5磅）	水啞鈴或寶特瓶
有手把的彈力繩	彈力帶
核心球（直徑10～15公分）	小皮球
伸展帶	毛巾
平衡墊	抱枕
瑜珈磚	抱枕

5. 給初學者的建議：若沒有維持3個月每週3天，每次1小時的運動，建議採用初學者的訓練計畫。開始運動時一定要記得循序漸進，將基礎打穩避免運動傷害。

6. 給進階者的建議：運動基礎建立後，更要注意訓練的品質，並要記得適時休息，而運動的效果是在休息的時候達成的。

我該如何開始鍛鍊計畫？

Step1 　融入生活的姿勢訓練

每天空出5～10分鐘的時間，練習正確站姿及坐姿，讓身體體驗正確姿勢的感覺，並且每天練習，讓身體適應、習慣正確姿勢，自然而然能將這些動作融入日常生活中。

Step2 　每次都要做的暖身運動

在每次開始運動前，都需要暖身10～15分鐘，暖身分為兩個部分，包括體溫的暖身和關節的準備。完整的暖身可以預防運動傷害並提升運動效果。

Step3 　端正體態的肌力訓練

肌力訓練的目的是加強深層肌肉的功能，包括軀幹部分的核心肌群，來矯正不良體態，進行長時間的動作也能保持姿勢體態端正良好而不容易累。記得肌力訓練動作必須持之以恆的練習，讓脊椎一輩子都維持強壯穩定，也就能遠離病痛的困擾。

運動頻率：1週2～3次，建議運動一天，休息1～2天。

運動強度：只要動作標準，確實使用到核心肌群，強度就不是問題。

運動時間：每個動作做10～15次，初學者全套動作做1～2次，進階者做3～4次。每個動作可稍作休息。

Step4 　舒筋活骨的伸展動作

伸展動作可以增加柔軟度，讓你容易進入良好體態，避免在生活中一個不小心而閃到腰或是扭傷、拉傷。任何時候覺得肩頸僵硬、腰背痠痛，隨時隨地做幾個伸展動作，就能改善肌肉僵硬，減緩疼痛。

運動頻率：1週2～3次，配合肌力訓練同一天做。

運動強度：讓關節伸展到緊繃的位置停留，若是天生關節鬆弛（請見第二章的體態檢測），伸展到指定訓練肌群緊繃即可，為了防止運動傷害，不宜再增加強度。

運動時間：每個動作停留5～10個呼吸，重複1～2次。

Step5　保持活力的有氧運動

加強心肺功能及整體體能，幫助改善循環，紓解精神壓力，身體肌肉就不容易僵硬緊繃。

運動頻率與強度：強度大的運動，例如跑步、游泳與騎單車，1週可做2～3次。強度小的運動，例如走路、逛街或做家事，1週可做5～7次。

運動時間：採用漸進的方式，初學者可從10分鐘增加至40分鐘，進階者可從20分鐘增加到60分鐘。

Step6　呼吸與休息

不良的體態會讓呼吸不順，引起神經緊張，心情煩躁。透過呼吸與休息技巧的練習，可幫助你紓解壓力、放鬆心情，更容易隨時注意保持良好的體態。

運動頻率：1週2～3次。

運動強度：需要完全的專注。

運動時間：運動前或運動後10～20分鐘。

預防運動傷害的暖身運動

warm up

　　暖身運動應做足8～10分鐘，感覺身體體溫升高、心跳加快，皮膚微微出汗即可。暖身中同時留意自己的身體狀況，如果發現曾經受傷的關節部位疼痛，請停止運動，待疼痛部位緩和復原後再進行運動練習。

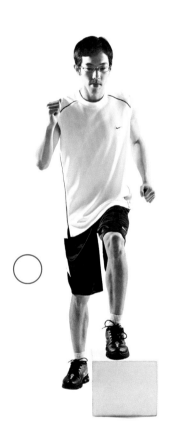

踩踏的腳膝蓋與腳尖對齊

注意

　　居家運動的暖身建議，以原地跑步或是登階運動為主。即使是在家運動，跑步時也應穿著運動鞋以保護腳踝；登階運動則須注意以一穩固的箱子輔助運動，踏上箱子起身時，注意膝蓋及腳踝應為同一直線，而非膝蓋向內傾斜，踏上箱子時骨盆維持平衡穩定的標準姿勢，可請你的家人在旁協助觀察，或是站在鏡子前一邊觀察自己一邊動作。

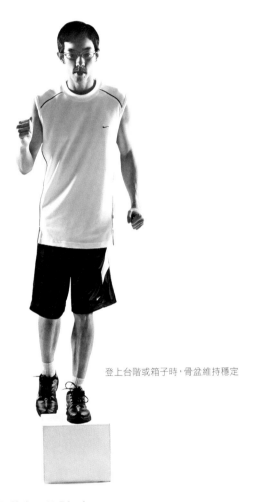

踩踏的腳膝蓋與腳尖沒有對齊，膝蓋向內傾斜

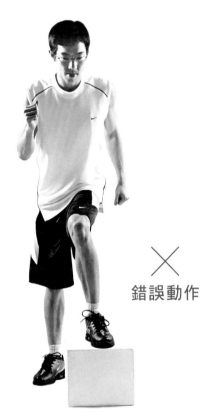

登上台階或箱子時，骨盆維持穩定

錯誤動作

運動加分訣竅

改掉邊運動邊看電視的壞習慣，將注意力集中在運動的動作上，集中注意力在每個動作的正確性及用力的肌群上；感覺運動的律動感，配合呼吸及核心肌群收縮（挺胸縮腹），準備及放鬆時吸氣，用力時吐氣，吸氣與吐氣的時間盡量相同，練習用「心」運動，才能達到預期的運動效果。

◎ 6個關節的暖身運動

　　運動時常會聽到自己的身體發出「喀、喀、喀」的聲音嗎？只要在運動前輕鬆的活動一下關節，就可以讓運動動作更流暢、減少運動傷害，也是預防關節提早退化的好方法。

　　運動傷害大多發生在動作之間的轉換，而不是正在進行動作的時候，造成運動傷害的原因很多，有時是沒有專業的訓練、暖身不足、體質差的因素，又運動過量的話，就很容易發生運動傷害。扭傷是最常見的運動傷害，通常是因為突然過度扭轉關節，以致韌帶及關節囊受撕裂所導致。因此在運動之前，適度的做一些關節活動，刺激關節黏液囊分泌關節黏液，增加關節活動的順暢度，就可以降低運動傷害的發生機率。

　　底下示範的6個關節活動動作，其實就是將脖子、手、腳等各身體部位的關節輕鬆的動一動，記得動作中保持身體核心肌群穩定、收縮（挺胸縮腹、身體不搖晃）。當然，長期維持同一姿勢造成的身體僵硬感，也可以藉由這些簡單的關節活動動作得到紓解。

關節該怎麼動？

1. 每個關節活動須重複做10～15次，動作確實才有活動效果。
2. 所有動作從小範圍做到大範圍。
3. 所有動作須以溫和規律的方法進行，不可勉強而造成疼痛。
4. 所有動作都應該在核心肌群（軀幹）穩定收縮的狀況下進行。

頸關節

動作步驟：

1. 挺胸縮腹，雙腳打開與肩同寬站立，膝蓋
   微彎不鎖死，雙手叉腰預備。

2. 將頭轉向左邊，由左邊開始往下繞到右
   邊，再以反方向由右邊往下繞到左邊，重
   複10～15次。

**注意：將頭後仰的轉頭動作容易讓頸關節
受傷，應以低頭左右轉的活動為主，避免
仰頭轉動的動作。**

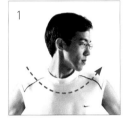
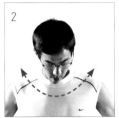
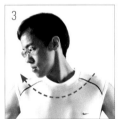

肩關節

動作步驟：

1. 注意：挺胸縮腹，雙腳打開與肩同寬站
   立，膝蓋微彎不鎖死。

2. 雙手手臂彎曲，手指輕放在肩膀上，雙手
   手肘同時以順時鐘及逆時鐘向外畫圓，
   帶動肩關節活動，重複動作10～15次。

注意：下巴向內縮，視線往正前方看。

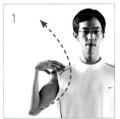
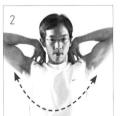
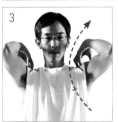

腕關節、肘關節

動作步驟：

1. 挺胸縮腹，雙腳打開與肩同寬站立，雙手手臂彎曲，雙手握拳向上。

2. 雙手手腕及手肘同時以順時鐘及逆時鐘的方向轉動，重複動作10~15次。

注意：動作時記得肩膀穩定不聳肩，軀幹穩定身體不左右晃動。

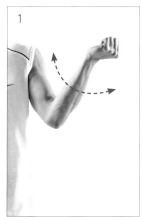
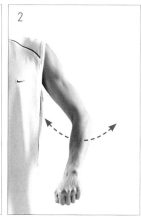

軀幹

動作步驟：

1. 挺胸縮腹，雙腳打開與肩同寬站立，雙手拿藥球置於胸部與肚臍之間。

2. 慢慢將上半身向左轉體，轉體至藥球位於身體正側方，轉體時左腳不動膝蓋對齊腳尖，右腳順勢轉動腳跟抬起，然後慢慢將身體轉正，再向右邊轉體。重複動作10~15次。

注意：動作輕慢，身體微轉即可。

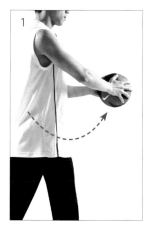
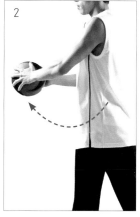

膝關節

動作步驟：

1. 雙腳打開與臀同寬，身體向前傾膝蓋微彎。

2. 雙手放在膝蓋上支撐上半身，膝蓋以順時鐘及逆時鐘的方向轉，重複動作10~15次。

注意：不可踮腳動作。

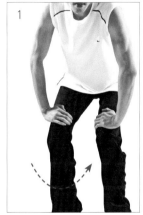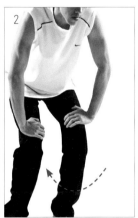

踝關節

動作步驟：

1. 挺胸縮腹，雙腳打開與臀同寬站立，雙手叉腰預備。

2. 右腳抬起以腳尖著地，腳踝以順時鐘及逆時鐘方向各旋轉10~15次，再換腳同樣以順時鐘及逆時鐘方向旋轉10~15次。

注意：動作中盡量保持軀幹穩定收縮。

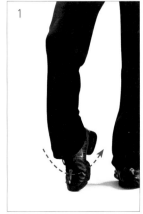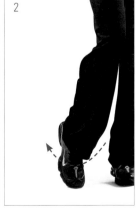

給初學者的運動計畫

for beginners

◎ 訓練身體基礎穩定能力的8個動作

　　初學者要以訓練軀幹基礎穩定能力為目標,在保持端正脊椎的情況下進行關節動作,提升身體的自覺,並調整不良體態。進行訓練身體基礎穩定能力的8個動作時,無論是站姿、跪姿、側身、趴著或仰躺姿勢,使力時都須以核心肌群部位收縮為主(收腹挺胸),才能達到訓練效果。

Pose1　坐椅半蹲

運動功能:

1. 穩定骨盆,強化脊椎。

2. 矯正下肢體態。

強化肌群:腿部、臀部、核心肌群

輔助器材:椅子、可加啞鈴

動作步驟:

1. 採標準坐姿,把手平舉與肩同高。

2. 核心肌群收縮,吐氣將臀部離開椅子,進入半蹲姿勢。

3. 從半蹲起身至標準站姿。

4. 重複第二步驟與第三步驟10～15次。

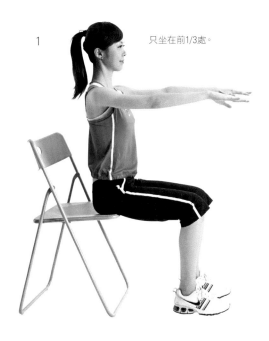

1　　　　　只坐在前1/3處。

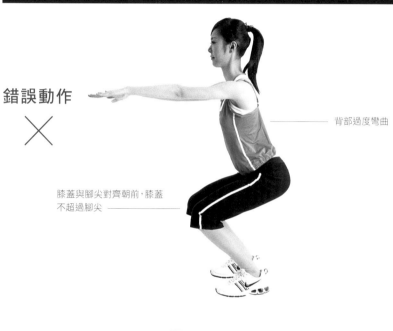

錯誤動作

╳

背部過度彎曲

膝蓋與腳尖對齊朝前，膝蓋
不超過腳尖

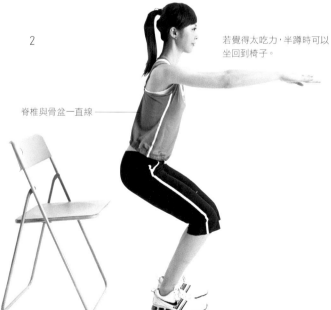

2

若覺得太吃力，半蹲時可以
坐回到椅子。

脊椎與骨盆一直線

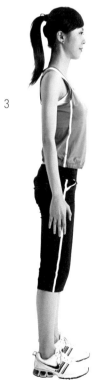

3

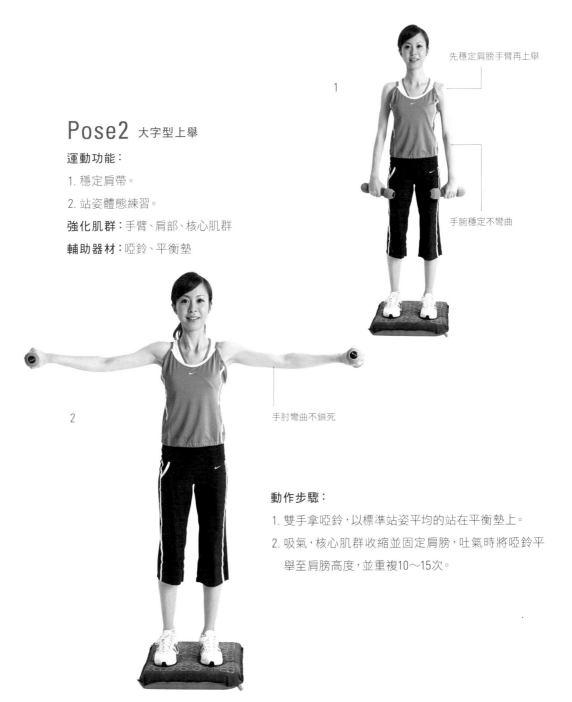

先穩定肩膀手臂再上舉

1

手腕穩定不彎曲

Pose2 大字型上舉

運動功能：

1. 穩定肩帶。

2. 站姿體態練習。

強化肌群：手臂、肩部、核心肌群

輔助器材：啞鈴、平衡墊

2

手肘彎曲不鎖死

動作步驟：

1. 雙手拿啞鈴，以標準站姿平均的站在平衡墊上。

2. 吸氣，核心肌群收縮並固定肩膀，吐氣時將啞鈴平
   舉至肩膀高度，並重複10～15次。

頭向前傾 ——————

聳肩

手肘僵硬 ——————

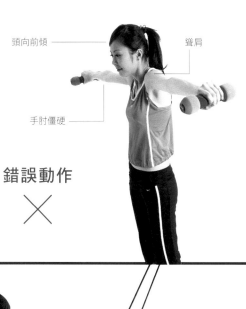

錯誤動作

×

赤腳踩抱枕

赤腳踩在抱枕上，將身體的重量，平均分散在雙腳的四個角落，抱枕將提供足部及踝關節肌肉與韌帶訓練，並矯正站姿問題。

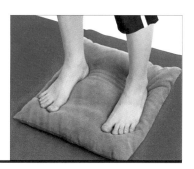

先穩定肩膀手臂再下壓

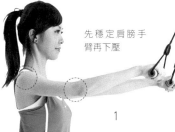

1

手腕、手肘與膝蓋保持微彎

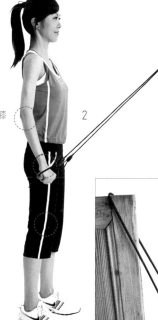

2

Pose3　站姿彈力繩下壓

運動功能：

1. 穩定肩帶。

2. 站姿體態練習。

強化肌群：手臂、背部、核心肌群

輔助器材：彈力繩

動作步驟：

1. 將彈力繩掛在門上或高處，標準站姿雙手前伸握住彈力繩。

2. 吸氣收縮核心肌群，穩定肩膀；吐氣手下壓彈力繩至身體兩側，並重複
   10～15次。

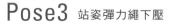

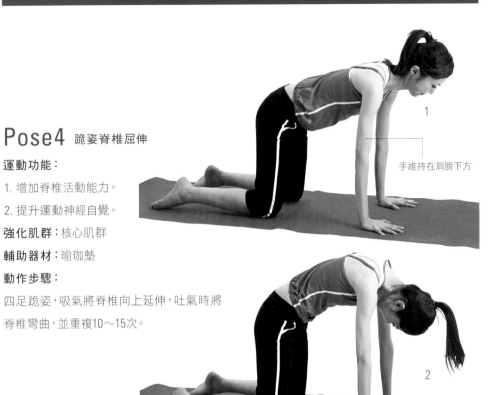

1

手維持在肩膀下方

Pose4 跪姿脊椎屈伸

運動功能：

1. 增加脊椎活動能力。

2. 提升運動神經自覺。

強化肌群：核心肌群

輔助器材：瑜珈墊

動作步驟：

四足跪姿，吸氣將脊椎向上延伸，吐氣時將
脊椎彎曲，並重複10～15次。

2

膝蓋維持在髖部下方

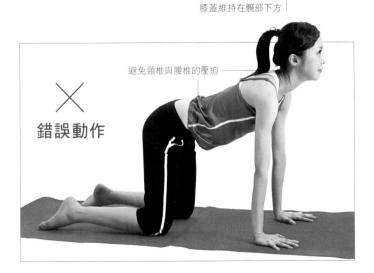

避免頸椎與腰椎的壓迫

✕

錯誤動作

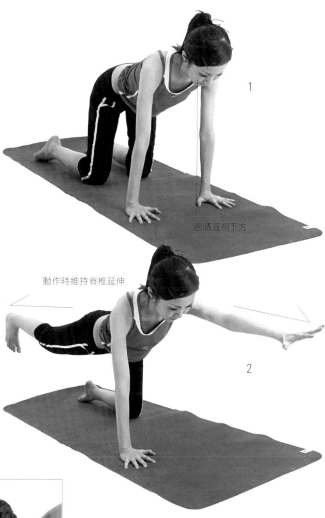

Pose5 交替脊椎平衡

運動功能：

1. 穩定骨盆，強化脊椎。

2. 加強核心肌群協調性。

強化肌群： 肩部、上背部、臀部、腿部、核心肌群

輔助器材： 瑜珈墊

動作步驟：

四足跪姿，吸氣將左手與右腳上抬至身體的高度，吐氣收回；吸氣換邊做，吐氣收回，並重複10～15次。

眼睛直視下方

1

動作時維持脊椎延伸

2

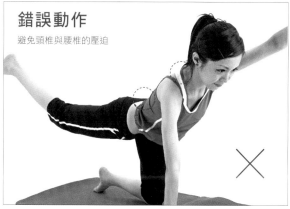

錯誤動作

避免頸椎與腰椎的壓迫

✕

Pose6 仰躺造橋式

運動功能：

1. 穩定骨盆，強化脊椎。

2. 矯正下肢體態。

強化肌群：臀部、腿部、核心肌群

輔助器材：墊子、核心球

大腿夾住核心球可幫助核心肌群收縮

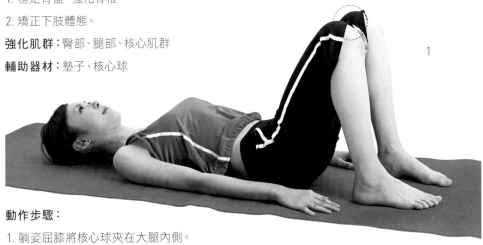

1

動作步驟：

1. 躺姿屈膝將核心球夾在大腿內側。

2. 吸氣保持大腿夾住核心球，並將臀部抬
   高。

3. 吐氣時將臀部下放置離地2公分，並重複
   10～15次。

注意肋骨不往外打開

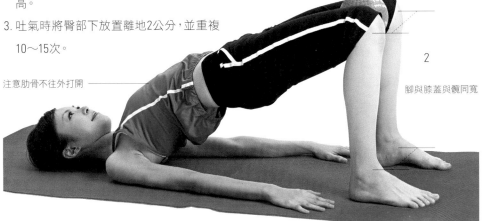

腳與膝蓋與髖同寬

2

Pose7 坐姿體態練習

運動功能：

1. 穩定骨盆，強化脊椎。

2. 加強坐姿體態。

強化肌群：核心肌群

輔助器材：瑜珈墊、核心球

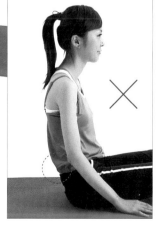

眼睛直視前方

1

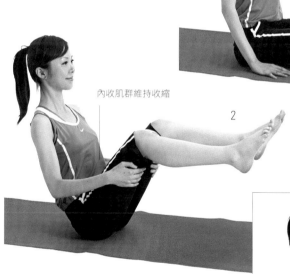

內收肌群維持收縮

2

動作步驟：

1. 標準坐姿大腿內夾核心球，停留10～15個呼吸。

2. 屈膝將雙手放在大腿後方，延伸脊椎，收縮核心肌群，並將雙腳離地，停留10～15個呼吸。

錯誤動作

骨盆與脊椎請維持一直線，若無法做到可屈膝將背部挺直。

Pose8 屈腿仰臥捲體

運動功能：

1. 強化腹部肌群。

2. 增加脊椎活動能力。

強化肌群：核心肌群、腹部

輔助器材：瑜珈墊、核心球

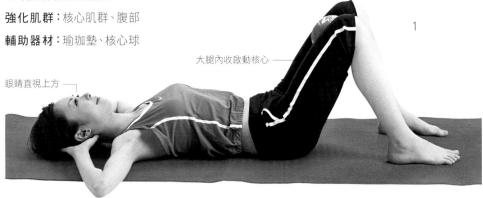

大腿內收啟動核心

眼睛直視上方

動作步驟：

1. 躺姿屈膝，雙手放在頭部兩側並將手肘打開。

2. 吸氣大腿夾緊核心球，吐氣收縮腹部將脊椎彎曲，肩膀離地停留10～15個呼吸。

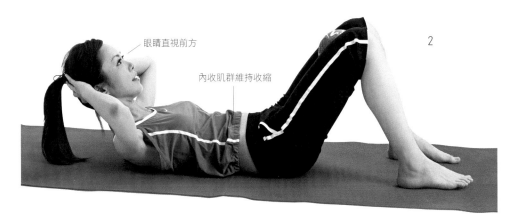

眼睛直視前方

內收肌群維持收縮

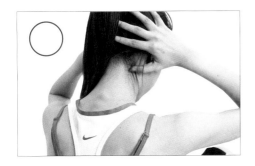

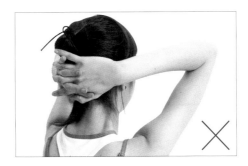

錯誤動作

雙手十指緊扣抱住頭部，起身時雙臂使力帶起頭部，易使頭關節受傷。

◎ 給初學者的基礎穩定能力訓練課表

	暖身運動	肌力訓練	伸展運動	修復練習	有氧運動
DAY 1	10分鐘	20分鐘	20分鐘	10分鐘	休息
DAY 2	10分鐘	休息	休息	休息	20～30分鐘
DAY 3	10分鐘	20分鐘	20分鐘	10分鐘	休息
DAY 4	10分鐘	休息	休息	休息	20～30分鐘

注意事項：

1. 課表僅提供參考，初學者應依自己的狀況適時休息。

2. 運動的週期，可以做2個月休息1個月；做2週休息1週。

3. 休息的時間非常重要，除了可以避免訓練過量的厭煩感，身體會在此時調整肌力，讓運動效果提升。

4. 休息的時候同樣可以做運動，但頻率與強度要是平時訓練的一半。

給進階者的運動計畫

for experienced

◎ 鍛鍊軀幹進階控制能力的8個動作

　　此訓練以鍛鍊軀幹進階控制能力為訓練目標，站姿動作加入平衡墊增加不穩定度，難度較高，用以訓練核心肌群的肌耐力，如果運動中發現無法同時維持軀幹穩定並且一邊進行動作，可先將平衡墊移除，在穩定的地面進行訓練。

Pose1 平衡半蹲加直背彎腰

運動功能：

1. 穩定骨盆，強化脊椎。

2. 矯正下肢體態，增加髖部活動能力。

強化肌群：腿部、臀部、核心肌群

輔助器材：啞鈴

動作步驟：

1. 採標準站姿，手拿啞鈴。

2. 吸氣手舉啞鈴至肩膀高度，並同時將臀部向後坐至半蹲。

3. 吐氣回標準站姿。

4. 吸氣身體從髖部下折至與地面平行。

5. 吐氣回到標準站姿，從第二步驟開始，並重複10～15次。

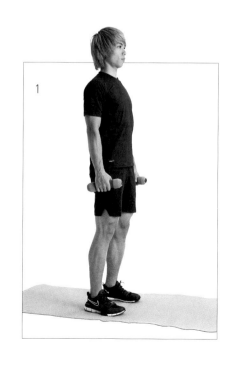

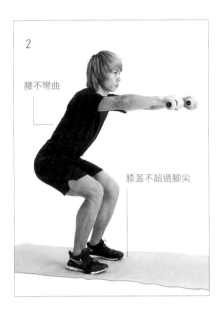

2

腰不彎曲

膝蓋不超過腳尖

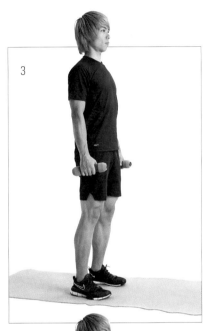

3

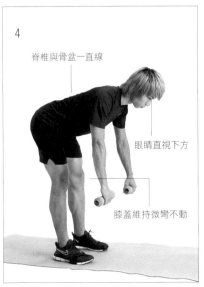

4

脊椎與骨盆一直線

眼睛直視下方

膝蓋維持微彎不動

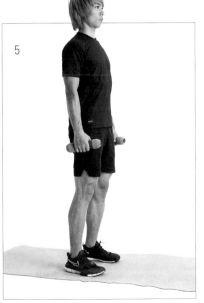

5

Pose2 平衡弓箭步

運動功能：

1. 穩定骨盆，強化下肢。

2. 矯正下肢體態。

強化肌群：腿部、臀部、核心肌群

輔助器材：啞鈴、平衡墊（可用赤腳踩抱枕替代）

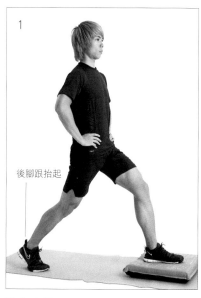

後腳跟抬起

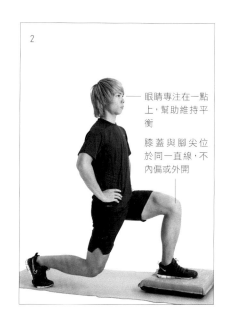

眼睛專注在一點上，幫助維持平衡

膝蓋與腳尖位於同一直線，不內偏或外開

動作步驟：

1. 左腳站在平衡盤上，右腳在後，膝蓋與腳尖對齊並朝向前方，腳跟離地，雙手插腰，收縮核心肌群，使軀幹穩定維持身體平衡，腰背挺直預備。

2. 半身維持中立不動，挺胸縮腹，前腳腳趾指向正前方，後腳腳跟抬起，膝蓋向地板下放，但不碰觸地面。

3. 慢慢起身回到預備動作，重複10～15次後換腳繼續動作10～15次。

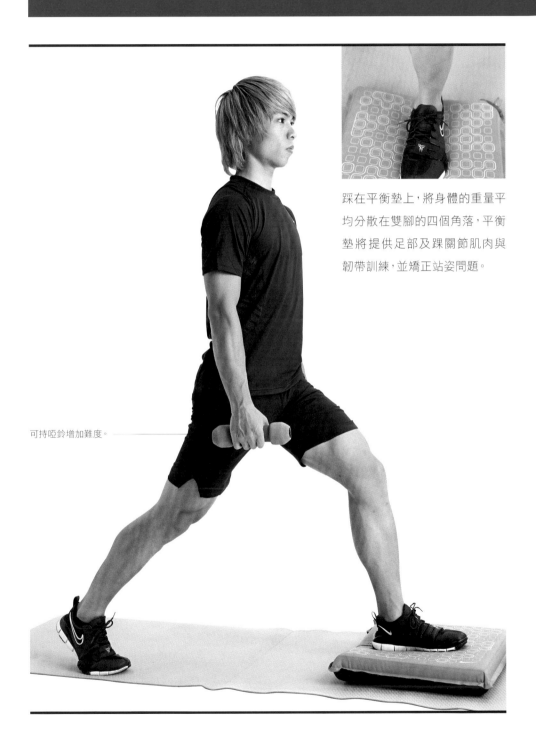

踩在平衡墊上，將身體的重量平均分散在雙腳的四個角落，平衡墊將提供足部及踝關節肌肉與韌帶訓練，並矯正站姿問題。

可持啞鈴增加難度。

Pose3 單腳彈力繩划船

運動功能：

1. 穩定肩帶、骨盆。

2. 矯正下肢體態。

強化肌群：手臂、背部、核心肌群、腿部、髖部

輔助器材：彈力繩

動作步驟：

1. 右腳單腳站立於地面（膝蓋微彎），左腳微彎抬離地面，收縮核心保持軀幹平衡穩定，左手握住彈力繩，肩膀穩定不前傾，身體維持穩定平衡預備。

2. 左手手肘彎曲，並將彈力繩往後拉，直到手肘位於身體側面（手臂離身體約45度角），同時保持腕關節不彎曲。

3. 將手臂伸直回到預備動作，重複10～15次後換右手以相同動作重複10～15次。

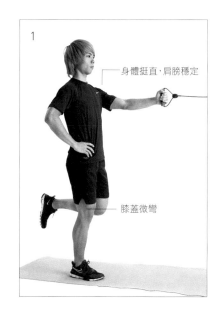

身體挺直，肩膀穩定

膝蓋微彎

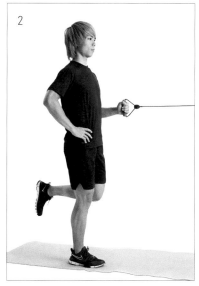

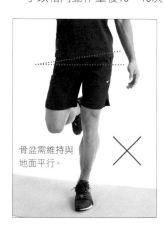

骨盆需維持與地面平行。

錯誤動作

Pose4 平板式至向下犬式

運動功能：

1. 穩定脊椎。

2. 增加髖部與肩帶活動能力。

強化肌群：手臂、核心肌群、腿部

輔助器材：瑜珈墊

動作步驟：

1. 吸氣從四足跪姿雙腳向後踩，伸直膝蓋
   至標準平板式。

2. 吐氣將臀部上抬，胸部向下往大腿方向
   移動至向下犬式，並重複10～15次。

1

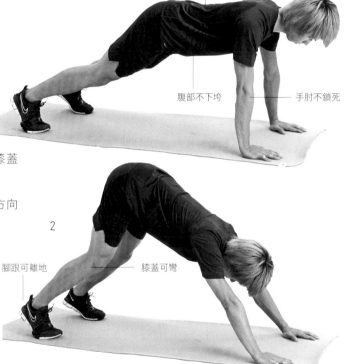

維持脊椎直立

腹部不下垮　　手肘不鎖死

2

腳跟可離地　　膝蓋可彎

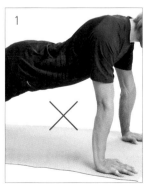

1

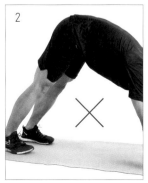

2

錯誤動作

1. 脊椎須直立。

2. 脊椎直立為優先，視情況可將膝
   蓋彎曲。

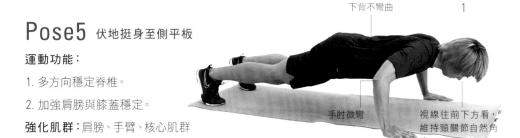

下背不彎曲　　　　　1

手肘微彎

視線往前下方看，維持頸關節自然角度

Pose5　伏地挺身至側平板

運動功能：

1. 多方向穩定脊椎。

2. 加強肩膀與膝蓋穩定。

強化肌群：肩膀、手臂、核心肌群

輔助器材：瑜珈墊

維持脊椎直立

2

腹部不下垮　　　　手肘不鎖死

3

足背屈收縮大腿內側

動作步驟：

1. 標準平板式吸氣將身體下放，肩膀不低於手肘。

2. 吐氣將身體推回標準平板式。

3. 吸氣將身體翻至側面平衡。

4. 吐氣身體翻回至平板式。

5. 重複步驟一至步驟二，接著將身體翻向另一面，重複做10～16次。

Pose6 俯臥上身舉起

運動功能：

1. 加強背部肌群。

2. 增加脊椎活動能力。

強化肌群：背部、核心肌群

輔助器材：瑜珈墊、核心球

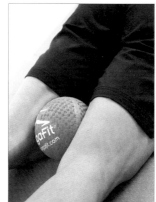

向上夾核心球並收腹

1

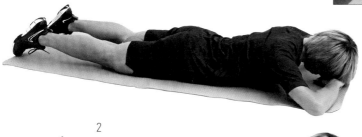

2

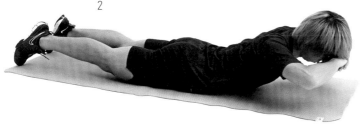

動作步驟：

1. 趴在瑜珈墊上，雙手交疊將額頭靠在手上，大腿夾緊核心球。

2. 吸氣維持大腿收縮，雙手上提將上半身離地。

3. 吐氣身體下放離地1公分，並重複10～15次。

Pose7 V字形坐姿至反平板

運動功能：

1. 穩定骨盆。

2. 強化脊椎。

強化肌群：核心肌群

輔助器材：瑜珈墊

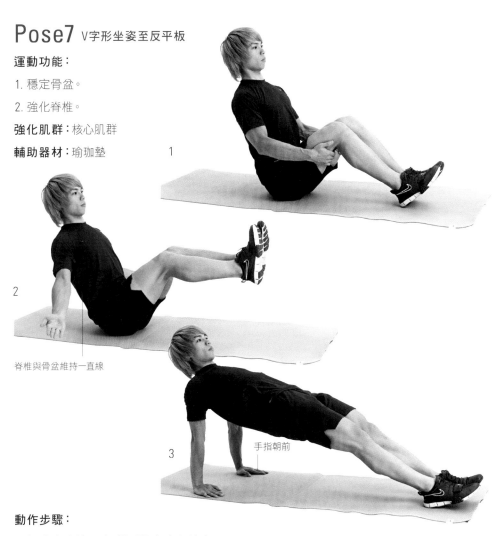

脊椎與骨盆維持一直線

手指朝前

動作步驟：

1. 標準坐姿並屈膝，雙手放在大腿後方。

2. 小腿上抬與地面平行，雙手放開大腿置於身體兩側，停留10～15個呼吸。

3. 雙手置於肩膀下方，雙腳併攏向前踩，膝蓋伸直，臀部上抬至反平板式，停留10～15個呼吸。

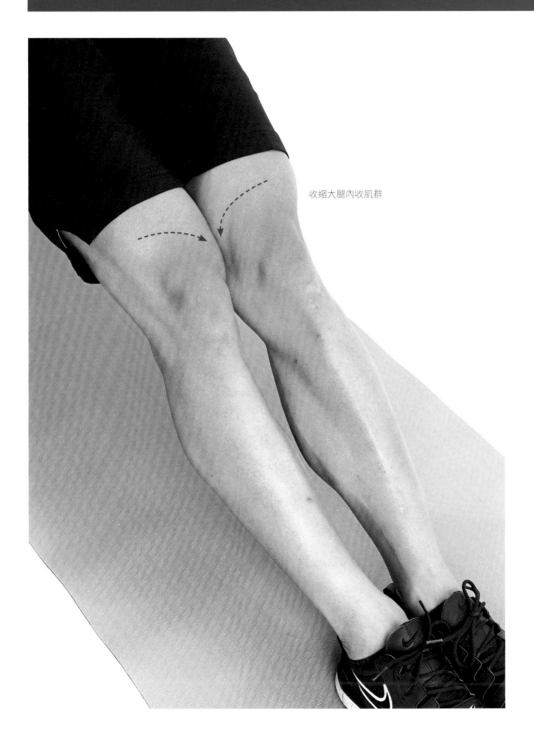

收縮大腿內收肌群

Pose8 仰臥起坐

運動功能：

1. 強化腹部肌群。

2. 增加脊椎活動能力。

強化肌群：腹部、核心肌群

輔助器材：瑜珈墊、核心球

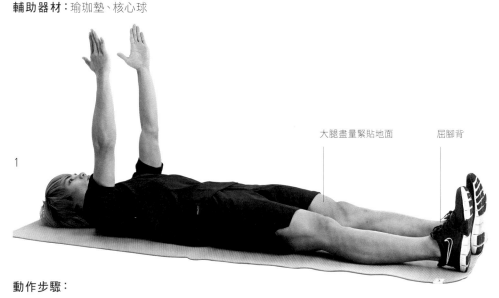

大腿盡量緊貼地面　　屈腳背

1

動作步驟：

1. 仰躺於運動墊上，雙手伸直舉高至胸前，掌心向內，吸氣預備。

2. 吐氣，同時用身體軀幹的力量將上半身慢慢往上帶，使肩頸慢慢離開地面捲體起身（肩頸先離地，然後背部離地接著腰部離地），動作中感覺腹部肌群用力。

3. 慢慢將背部抬起，到坐在運動墊上，動作過程中手臂皆保持伸直於胸前，雙腳貼地。

4. 然後再反向慢慢躺回地面，先放腰部再放背部接著是肩頸，慢慢的將背部向下放（想著脊椎一節一節的放下）躺回地上，重複10～15次。

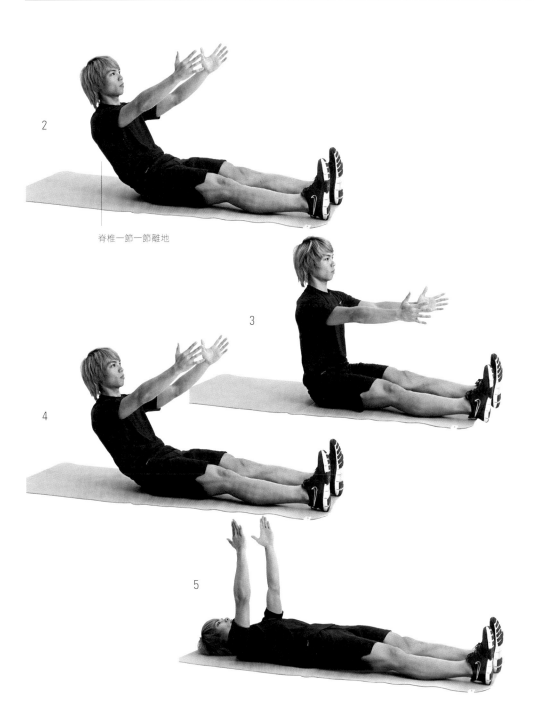

脊椎一節一節離地

◎ 給進階者的軀幹控制能力鍛鍊課表

	暖身運動	肌力訓練	伸展運動	修復練習	有氧運動
DAY 1	10分鐘	25分鐘	15分鐘	10分鐘	休息
DAY 2	10分鐘	休息	休息	10分鐘	30～40分鐘
DAY 3	10分鐘	25分鐘	15分鐘	10分鐘	休息
DAY 4	10分鐘	休息	休息	10分鐘	30～40分鐘

注意事項：

1. 進階者的運動效果會比初學者不明顯，運動時更需要專注於指定訓練的肌群，才不會沒有運動效果反而受傷。

2. 運動的週期，可以做3個月休息1個月；做3週休息1週。

3. 休息的時間非常重要，除了可以避免訓練過量的厭煩感，身體會在此時調整肌力，讓運動效果提升。

4. 休息的時候同樣可以做運動，但頻率與強度要是平時訓練的一半。

伸展運動

stretch

◎ 增加良好體態的6個動作

　　有一些不良體態，是因為身體部分肌肉過度緊繃，而限制了關節可動範圍，提高了維持良好體態的困難度。伸展運動可幫助肌肉延伸並增加關節活動範圍，讓你輕鬆擁有端正體態。日常生活中多做這些伸展動作，還能放鬆因為工作及壓力帶來的肌肉緊繃、僵硬、痠痛等問題。

Pose1 站姿胸背部伸展準備動作

強化肌群：手臂、背部、胸部

輔助器材：牆面

動作步驟：

1. 採標準站姿，右手扶住牆面。

2. 深呼吸並將身體往左轉動，停留5～10個
呼吸，再換邊，並重複1～2次。

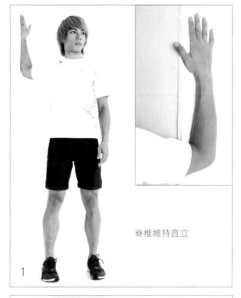

脊椎維持直立

動作步驟：

1. 採標準站姿，雙手平貼於牆面，手臂與肩
同高。

2. 深呼吸，雙腳向後一步，並將身體下壓停
留5～10個呼吸，並重複1～2次。

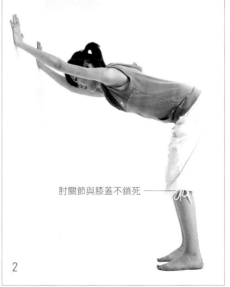

肘關節與膝蓋不鎖死

Pose2 胸背部伸展

強化肌群：肩膀、手臂、胸部、背部

輔助器材：毛巾或伸展帶

動作步驟：

1. 採標準站、坐、跪姿皆可。

2. 將右手高舉至耳朵旁，手肘彎曲手心貼向背部；
   左手肘彎曲並將手背貼在背上，握住右手，停留
   5～10個呼吸，再換邊，並重複1～2次。

如果肋骨向外打開，
做替代動作。

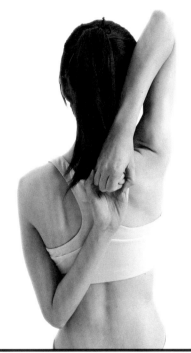

替代動作

動作步驟：

1. 採標準站、坐、跪姿皆可。

2. 右手拿毛巾，高舉至耳朵旁，手肘彎曲手心貼向
   背部；左手肘彎曲並將手背貼在背上，握住毛巾
   並下拉，停留5～10個呼吸，再換邊，並重複1～2
   次。

3. 右手拿毛巾，高舉至耳朵旁，手肘彎曲手心貼向
   背部；左手肘彎曲並將手背貼在背上握住毛巾，
   右手將毛巾往上拉，停留5～10個呼吸，再換邊，
   並重複1～2次。

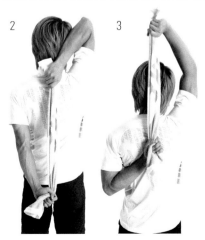

Pose3 跪姿髖部伸展

強化肌群：腿部、髖部

輔助器材：瑜珈墊、伸展帶、牆面

動作步驟：採標準跪姿，跨左腳，左手扶住左膝蓋，右手握住右腳腳踝，停留5～10個呼吸，再換邊，並重複1～2次。

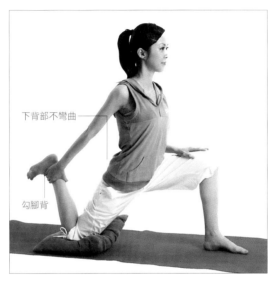

下背部不彎曲

勾腳背

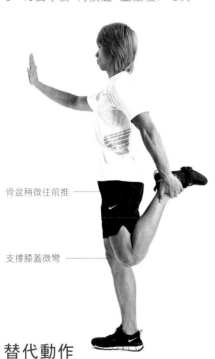

骨盆稍微往前推

支撐膝蓋微彎

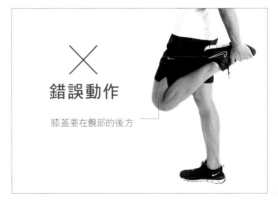

✕ 錯誤動作

膝蓋要在髖部的後方

替代動作

站姿腿前伸展

動作步驟：採標準站姿，右手扶住牆面，左手握左腳腳踝，停留5～10個呼吸，再換邊，並重複1～2次。

Pose4 坐姿腿後伸展

強化肌群：背部、腿部、臀部

輔助器材：瑜珈墊、伸展帶

動作步驟：採標準坐姿，將身體往前折，手放鬆，停留伸展5～10個呼吸，並重複1～2次。

這樣做輕鬆點

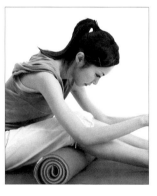

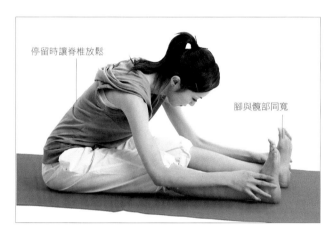

停留時讓脊椎放鬆

腳與髖部同寬

替代動作

仰臥腿後伸展

動作步驟：躺姿屈膝，將彈力繩繞過右腳板，並將右腳伸直，深呼吸，利用彈力繩把右腳拉起來，停留伸展5～10個呼吸，再換邊，並重複1～2次。

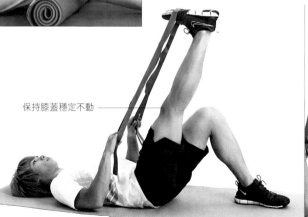

保持膝蓋穩定不動

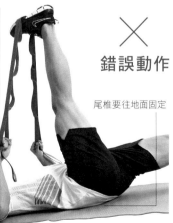

× 錯誤動作

尾椎要往地面固定

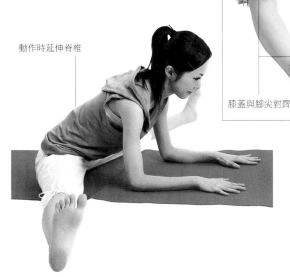

動作時延伸脊椎

膝蓋與腳尖對齊

Pose5 坐姿大腿內收肌群伸展

強化肌群：腿部

輔助器材：瑜珈墊、瑜珈磚（可用抱枕替代）

動作步驟：標準坐姿，將雙腳打開至最大的角度，雙手放在前方，身體向前折，深呼吸放鬆，停留伸展5～10個呼吸，並重複1～2次。

這樣做輕鬆點

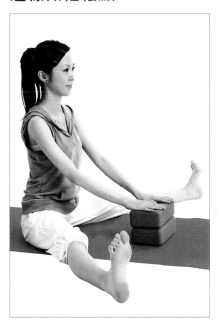

替代動作

仰臥大腿內收肌群伸展

動作步驟：躺姿屈膝，深呼吸將膝蓋往胸部移動時打開至身體兩側，手抱腳的外緣，並將腳踝移至膝蓋正上方，停留伸展5～10個呼吸，並重複1～2次。

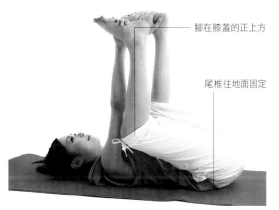

腳在膝蓋的正上方

尾椎往地面固定

Pose6 臀部髖部伸展

強化肌群：臀部、髖部

輔助器材：瑜珈墊、毛巾

動作步驟：採四足跪姿，右腳往前移動膝蓋朝外放在手後面，左腳向後伸，將雙手放下，停留伸展5～10個呼吸，再換邊，並重複1～2次。

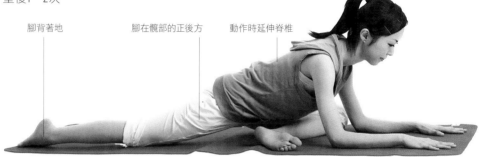

腳背著地　　　　　腳在髖部的正後方　　　　動作時延伸脊椎

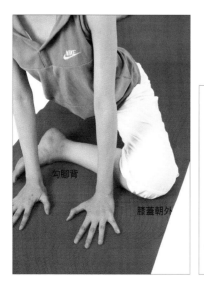

勾腳背

膝蓋朝外

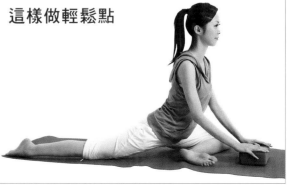

這樣做輕鬆點

替代動作

仰臥臀部伸展

動作步驟：躺姿屈膝，右腳踝置於左大腿上，將毛巾繞過左大腿後方，雙手拉住毛巾，讓左腳離地向胸部移動，停留伸展5～10個呼吸，再換邊，並重複1～2次。

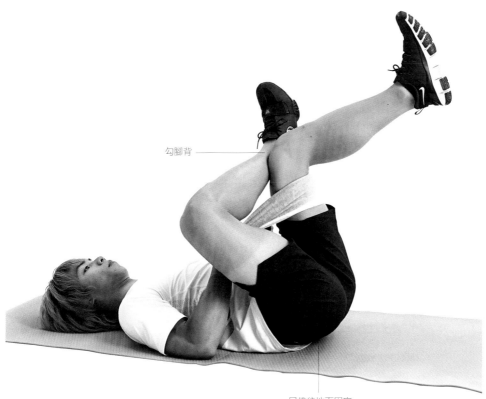

勾腳背

尾椎往地面固定

修復練習

breath & rest

　　運動結束請加上短時間的呼吸技巧與休息練習，讓你的身體、精神及情緒，在平靜緩和的氣氛中，達到最佳的放鬆效果。

◎ 放鬆身心的深呼吸

功效：按摩、調和內臟器官、穩定情緒、淨空思緒。

增加呼吸深度的練習

1. 坐姿或躺姿，將雙手放在肚子的兩側，吸氣讓腹部鼓起，吐氣時讓腹部消下去，重複練習5～10次，並感覺你的呼吸變得比較長。結束後做3次自然的深呼吸。

2. 坐姿或躺姿，將雙手放在肋骨的兩側，吸氣維持腹部穩定並感覺肋骨向外打開，吐氣時感覺肋骨向內收，重複練習5～10次，並感覺你的呼吸變得比較有力，結束後做3次自然的深呼吸。

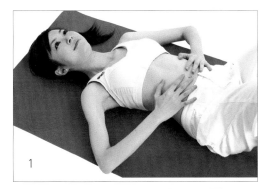

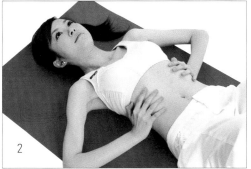

增加呼吸平均的練習

　　採坐姿，將右手食指把左鼻孔輕輕的關上，從右鼻孔吸氣，用右大拇指將右鼻孔關上，打開左鼻孔吐氣；再從左鼻孔吸氣，用食指關上左鼻孔並打開右鼻孔吐氣。重複練習5～10次，結束後做3次自然的深呼吸。

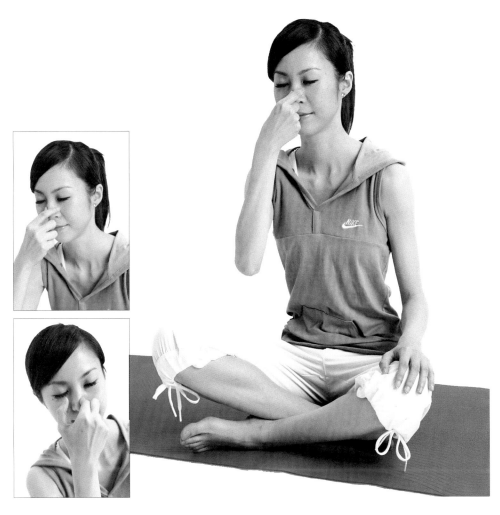

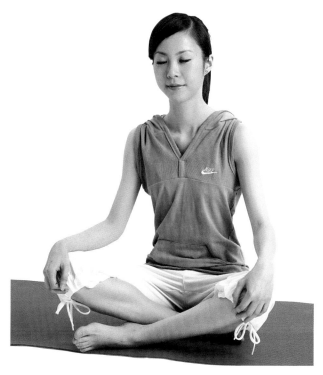

坐姿與躺姿休息

功效：解壓放鬆、思緒平靜、精
神穩定、提高注意力。

　　消耗太多的體能或腦力，
容易讓你的思考變得不清楚，
在密集的體能或大腦活動中，
穿插短暫的休息，讓你的大腦
及身體有足夠的恢復時間，接
下來的活動將會更有精神，效
果也會更好。運動後的大休息
式，可以幫助身體回復到運動
前的平靜狀態，並且釋放在關節和肌肉中累積的緊張與壓力，達到放鬆抒壓的效果。每次運動
後進行修復練習，讓你的頭腦更清醒，有助於下次運動效果；平日到辦公室坐下來辦公前，在
椅子上靜坐一下，讓自己注意力更集中，有助提高工作效率、維持良好坐姿。

　　坐下來或躺下來，身體完全放鬆，思緒放空專注在呼吸上做完全呼吸。如果是在睡前做，
可以隨之入睡；若不是，結束時千萬不要猛然起身，應緩慢、輕柔翻身側臥並張開眼睛，休息
一會兒，然後再起身。

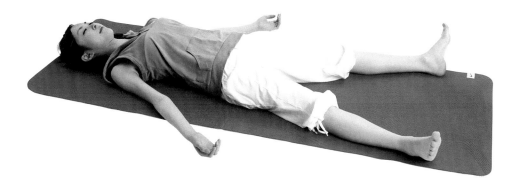

顧問群

consultants

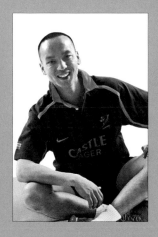

動作設計及專業諮詢
陳允中 Rex 教練

曾經是南非業餘甲組男子籃球隊隊員的Rex，因為運動傷害而接觸健身，此後捨棄運動員的夢想，投入運動教練領域。在歷經南非FITCO私人教練學院的嚴格訓練後，以傑出成績取得多種世界級專業證照，並成為國際級專業講師，投入運動健身產業至今已有15年，目前巡迴台灣、大陸、美國、南非、東南亞等地從事教育訓練工作，也是台灣地區以私人健身教練身分，成為NIKE贊助的體適能教練。

經歷：
美國SPINNING®國際講師
美國YOGAFIT®瑜珈教師證照台灣區代理
ACSM美國運動醫學學會台灣區檢定官
AFAA美國有氧體適能協會台灣區顧問
中華民國有氧體能運動協會理事
O2體適能 負責人

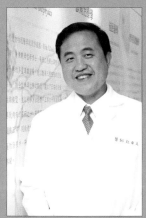

專業審定
汪作良 醫師

原為傑出住院外科醫師的汪作良，在10年前因體認台灣即將邁入高齡化國家，老人的復健醫學將對社會裨益良多，進而轉向復健科發展。起初致力於足部醫學研究，並設計出適合國人腳型的醫療鞋，後來因為從事復健醫療遇到許多難解的脊椎問題，且深感台灣醫界於此領域研究匱乏，故投入脊椎診療的醫學研究，更遠赴美國南加州健康科學大學研習脊骨矯治醫學。

經歷：
美國南加州健康科學大學脊骨神經醫學院博士
高雄醫學大學附設中和紀念醫院復健科主治醫師
美國Katella疼痛控制醫學中心研究員
美國AmFit 足科醫學中心研究員
景福諾貝爾診所 執行院長
台北醫學大學附設醫院復健科特約主治醫師
台灣脊骨矯治醫學會理事長

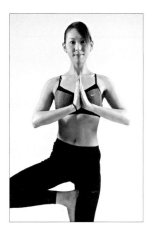

動作示範
02體適能教練群
李蔚嘉
Erica Lee

AFAA美國體適能有氧協會研習營
美國SPINNING®一星教練

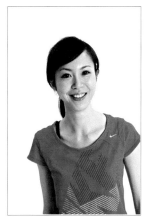

動作示範
02體適能教練群
潘國基
Peter Pan

美國SPINNING®三星教練
ACSM美國運動醫學學會HFI教練認證
中華民國水上救生協會救生員
中華民國水上救生協會游泳教練
富士亞洲自行車隊贊助車手

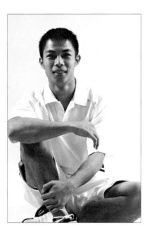

動作示範
02體適能教練群
吳佾庭
Rico Wu

美國YOGAFIT® L3、孕婦瑜珈教師認證
紐西蘭Les Mills BODY BALANCE、BODY JAM、BODY VIVE合格教師
WORLD GYM INDOOR CYCLING室內單車證照

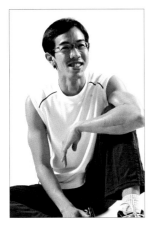

動作示範
O2體適能教練群
劉大猷
Simon Liu

輔仁大學體育系
北德大學人體運動學研究所
美國SPINNING® 三星教練
美國YOGAFIT® L5瑜珈教師認證
ACSM美國運動醫學學會HFI教練認證
NSCA美國國家運動體能學會CSCS教練認證
AFAA美國有氧體適能協會WT MAT PFT檢定官

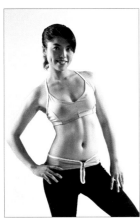

動作示範
O2體適能教練群
李苑玲
Vivian Lee

美國SPINNING® 三星教練
美國YOGAFIT® L2、兒童瑜珈教師認證
美國有氧體適能協會MAT認證
美國WATERFIT™水中有氧教練認證

示範教練姓名,依英文字母次序排名
以上示範教練由 O2體適能培訓
O2體適能連絡電話 02-2772 0281

特別感謝

O2體適能 02-2772 0281
中華民國整脊醫學會 汪作良醫師02-25562998
台北市立萬芳醫院 劉燦宏醫師02-39307930
台北市立萬芳醫院 鄭國良醫師02-39307930
NIKE必爾斯藍基股份有限公司02-27408550
楷模公關股份有限公司02-87683889
力屋國際股份有限公司 0800-868-088

國家圖書館出版品預行編目

脊椎健康就能全身健康！──跟著體適能教練強化核心、
端正脊椎，從此站更挺、坐更穩、走更遠，全身無病痛！
臉譜製作小組一著；　一版．　臺北市：
臉譜出版：家庭傳媒城邦分公司發行，　2013.8
　面；　公分──（心靈養生；FJ2051）
ISBN：978-986-235-282-3（平裝）
1.脊椎病 2.保健常識 3.運動健康
416.616　　　　　　　　　　　　　　　102017110

脊椎健康就能全身健康！

──跟著體適能教練強化核心、端正脊椎，從此站更挺、坐更穩、走更遠，全身無病痛！
（原書名：脊椎健康，全身健康：跟著體適能教練端正體態，遠離病痛！）

作　　　者　臉譜製作小組
責 任 編 輯　胡文瓊
封　　　面　劉子瑜
行 銷 企 劃　陳彩玉、陳玫潾、蔡宛玲
發 　 行 　人　涂玉雲
出　　　版　臉譜出版
　　　　　　台北市民生東路二段１４１號５樓
　　　　　　電話：886-2-25007696　傳真：886-2-25001952
發　　　行　英屬蓋曼群島商家庭傳媒股份有限公司城邦分公司
　　　　　　台北市民生東路二段141號11樓
　　　　　　客服服務專線：886-2-25007718；2500-7719
　　　　　　24小時傳真專線：886-2-25001990；25001991
服 務 時 間　週一至週五09：30~12：00；13：30~17：00
劃 撥 帳 號　19863813；戶名：書虫股份有限公司
　　　　　　城邦花園網址：http://www.cite.com.tw
　　　　　　讀者服務信箱：service@readingclub.com.tw
香港發行所　城邦（香港）出版集團有限公司
　　　　　　香港灣仔駱克道193號東超商業中心1樓
　　　　　　電話：（852）2508-6231或2508-6217　傳真：（852）2578-9337
　　　　　　E-mail：citehk@hknet.com
馬新發行所　城邦（馬新）出版集團
　　　　　　【Cite（M）Sdn.Bhd.（458372U）】
　　　　　　41, Jalan Radin Anum, Bandar Baru Sri Petaling,
　　　　　　57000 Kuala Lumpur, Malaysia.
　　　　　　電話：（603）9057-8822　傳真：（603）9057-6622
　　　　　　E-mail：citecite@streamyx.com
一 版 一 刷　2013年8月
　　　　　　ISBN：978-986-235-282-3
　　　　　　版權所有·翻印必究（Printed in Taiwan）
定　　　價　299元　HK$100

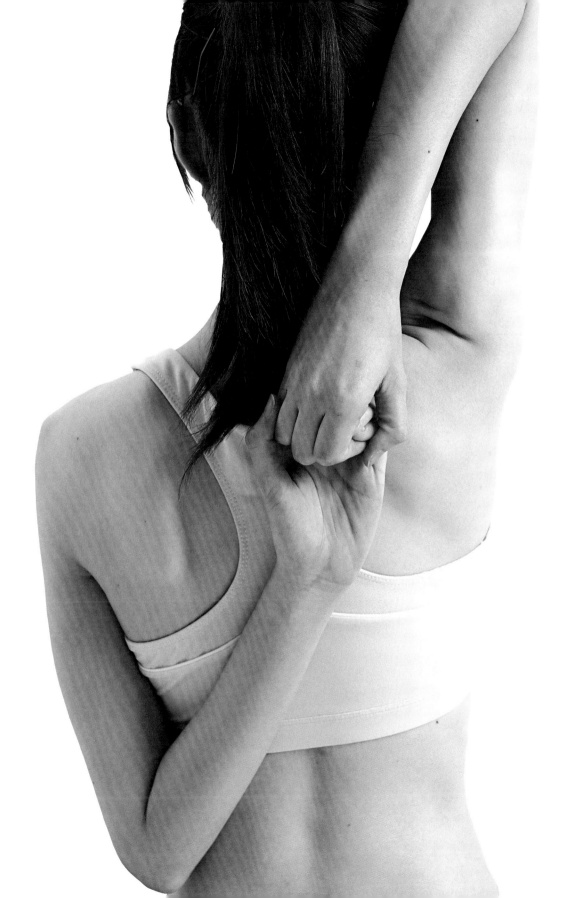

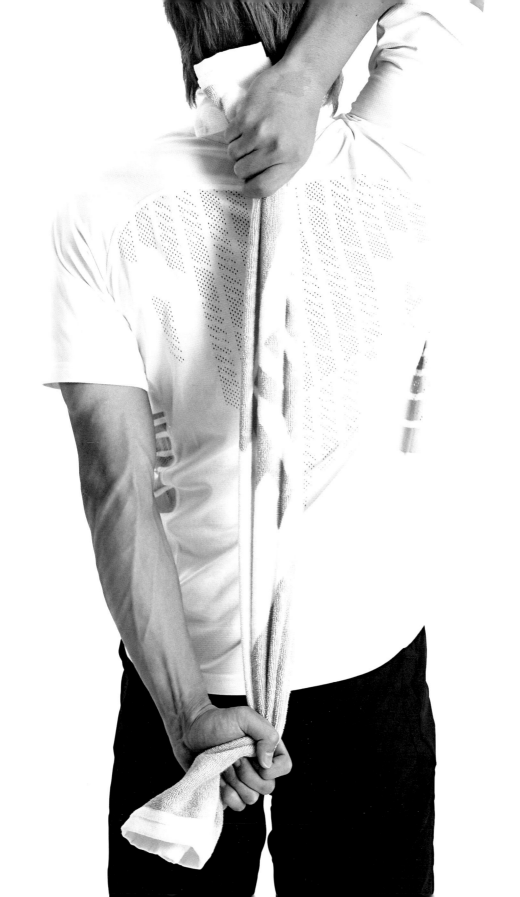